おとなのワクチン

編集 中山久仁子
医療法人メファ仁愛会 マイファミリークリニック蒲郡

南山堂

● 執筆者一覧

岩田健太郎	神戸大学医学部附属病院 感染症内科
氏家無限	国立国際医療研究センター 国際感染症センター トラベルクリニック
海老澤 馨	神戸大学医学部附属病院 感染症内科
大路 剛	神戸大学医学部附属病院 感染症内科
岡部信彦	川崎市健康安全研究所
来住知美	岩倉駅前たはらクリニック
近 利雄	THE KING CLINIC／東京女子医科大学 非常勤講師
坂西雄太	坂西内科医院
菅 秀	国立病院機構 三重病院 小児科
菅長麗依	亀田ファミリークリニック館山 家庭医診療科／亀田幕張クリニック 内科
菅谷明則	NPO法人 VPDを知って、子どもを守ろうの会／すがやこどもクリニック
関場慶博	せきばクリニック
武内治郎	兵庫医科大学 臨床疫学
田中敏博	JA静岡厚生連 静岡厚生病院 小児科
多屋馨子	国立感染症研究所 感染症疫学センター
塚田訓久	国立国際医療研究センター エイズ治療・研究開発センター
内藤俊夫	順天堂大学医学部 総合診療科学講座
中野貴司	川崎医科大学総合医療センター 小児科
中山久仁子	医療法人メファ仁愛会 マイファミリークリニック蒲郡
西岡洋右	西岡記念セントラルクリニック
福島慎二	東京医科大学病院 渡航者医療センター 感染制御部・感染症科
守本倫子	国立成育医療研究センター 感覚器・形態外科部 耳鼻咽喉科
守屋章成	名古屋検疫所 中部空港検疫所支所 検疫衛生課

（五十音順）

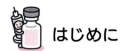

はじめに

　予防接種は，病原体に対して免疫をもたない感受性者に免疫をつける，あるいは免疫の増強を目的として行われる．感染・発病・重症化・感染症の蔓延の予防，そして感染症の排除と根絶を目的としており，予防医療の4項目（予防接種，スクリーニング，カウンセリング，予防的内服）のうちの，重要な柱の1つである．そして，一次予防（病気になることを防ぐ）の手段として，プライマリ・ケアの実践すべきヘルスメンテナンス（予防・健康増進）活動のなかに取り入れられている．プライマリ・ケアに従事するわれわれにとって，患者さんの疾病予防と健康維持に予防接種は欠かせない．

　日本の予防接種は欧米よりも20年遅れているといわれてきた時代もあったが，2005年以降，現在定期接種になっている小児のインフルエンザ菌b型（Hib）ワクチン，小児肺炎球菌ワクチン，B型肝炎ワクチン，水痘ワクチンが定期接種化され，生ポリオが不活化ポリオワクチンになり，さらに四種混合ワクチンになり，麻しん風しんワクチンの接種回数が1回から2回に変更になるなど，多くの方々の尽力により接種可能なワクチンが増えてきている．また，予防接種法などの制度も変更され，ワクチンギャップが克服されてきた．

　しかし，小児のワクチンが認可され，接種スケジュールが欧米並みになっただけでは予防医療としてのワクチンは不十分である．小児期に打ち損じた子どもにどのように接種するか（キャッチアップスケジュールの立て方），定期接種を完遂していても時代とともに追加が必要になっているワクチン，海外旅行や赴任に伴って必要なワクチン，妊娠可能な女性と妊婦，慢性疾患や免疫不全，医療従事者など個々に必要なワクチンがある．このような小児期以降の予防接種による予防医療は，これまでほとんど知られていなかった．しかしプライマリ・ケアの臨床にはなくてはならないものであり，ヘルスメンテナンスの重要な位置を占めている．

　本書では主にその思春期以降のワクチンについてまとめた．予防接種はワクチン，疾病の流行，人の移動，社会情勢等によって刻々と変化している．将来，十分な情報公開のもとで，すべての人々と医療者が，患者さんや自分と家族に必要な予防接種を理解し，自分の意志で接種する．そして，さまざまなシチュエーションによってリスクが異なり，その予防手段として子どもだけでなく大人にも必要なワクチンがあることを広く知っていただき，ワクチンで防げる病気（vaccine preventable disease：VPD）にかかる人と，合併症に苦しむ人が減ることを願っている．

　本書は，各分野でご活躍されている素晴らしい執筆陣にご執筆いただくことができました．この場を借りて深謝いたします．また，本書の執筆にあたり，ご尽力くださった南山堂の片桐様，そして私事ですがいつも私を支えて下さっている家族にも感謝いたします．

　本書が読者の皆様のお役に立つことがありましたら幸いです．

2019年11月

中山久仁子

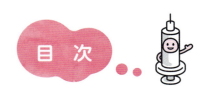

I章 総論

1 どうして成人にもワクチンが必要なのか
　そもそも予防接種・ワクチンとは ……………………………（岡部信彦） 2
2 大人のワクチンスケジュール ……………………………（中山久仁子） 6
3 効果と集団免疫 ……………………………（武内治郎） 12
4 抗体検査 ……………………………（海老澤 馨，他） 16
5 ワクチンの種類　生ワクチンと不活化ワクチン ……………（武内治郎） 21
6 接種方法　皮下注と筋注 ……………………………（中山久仁子） 24
7 記録の残し方 ……………………………（武内治郎） 28
8 副反応と救済制度 ……………………………（坂西雄太） 32
9 予防接種の制度と法令 ……………………………（守屋章成） 39

II章 キャッチアップしたいワクチン

10 麻しん ……………………………（多屋馨子） 46
11 風しん ……………………………（多屋馨子） 51
12 水痘・帯状疱疹 ……………………………（多屋馨子） 59
13 おたふくかぜ ……………………………（守本倫子） 64
14 A型肝炎 ……………………………（福島慎二） 69
15 B型肝炎 ……………………………（大路 剛） 73
16 百日咳 ……………………………（中野貴司） 78
17 破傷風 ……………………………（西岡洋右） 82
18 日本脳炎 ……………………………（菅谷明則） 86
19 ポリオ ……………………………（関場慶博） 90
20 小児期に打ち損じた場合 ……………………………（氏家無限） 95
21 小児期に海外にいた場合 ……………………………（福島慎二） 99

Ⅲ章　年齢別 これから必要なワクチン

思春期以降のワクチン

22 ヒトパピローマウイルス ……………………………… （中山久仁子）104

23 髄膜炎菌 …………………………………………………… （中野貴司）112

中年以降のワクチン

24 肺炎球菌 …………………………………………………… （内藤俊夫）117

25 インフルエンザ …………………………………………… （田中敏博）122

26 帯状疱疹 …………………………………………………… （菅 秀）128

Ⅳ章　特殊な場合のワクチン

27 妊娠可能な女性，妊婦とその家族 ……………………… （菅長麗依）134

28 免疫不全 …………………………………………………… （塚田訓久）141

29 慢性疾患 …………………………………………………… （来住知美）145

30 医療関係者 ………………………………………………… （坂西雄太）150

Ⅴ章　海外渡航時のワクチン

31 渡航ワクチンの考え方 …………………………………… （近 利雄）156

32 未承認ワクチン …………………………………………… （近 利雄）163

33 狂犬病 ……………………………………………………… （中山久仁子）168

34 ダニ媒介性脳炎 ……………………………………… （近 利雄，他）173

35 腸チフス ……………………………………………… （近 利雄，他）178

36 コレラ ………………………………………………… （近 利雄，他）182

37 黄 熱 ……………………………………………………… （守屋章成）185

38 海外旅行・出張・赴任 …………………………………… （中山久仁子）190

39 予防接種証明書の書き方（英文） ……………………… （中山久仁子）196

索 引 …………………………………………………………… 202

Ⅰ章
総　論

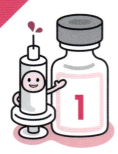

Ⅰ章●総 論

どうして成人にも ワクチンが必要なのか
そもそも予防接種・ワクチンとは

そもそも予防接種・ワクチンとは

1» 感染症を予防するためには

　感染症を予防するためには，①感染源対策，②感染経路対策，③感受性者対策が三大基本対策といわれる．この③感受性者対策に用いるツールの1つが，受動免疫であるガンマグロブリンこと特異的免疫グロブリン（例：B型肝炎免疫グロブリン，麻しんガンマグロブリンなど）や抗毒素（例：ジフテリア，ハブ抗毒素など）であり，近年ではモノクローナル抗体など人工的な製剤も使用されるようになった．そして，病原体の侵入前に，積極的に人工的に免疫をつけることが予防接種（immunization）であり，予防接種に用いる薬剤をワクチン（vaccine）という．

2» 予防接種の目的

ⅰ 予防接種は個人を守る

　予防接種は，一人ひとりが感染症にかからない，つまりそれぞれの健康を守ることがもっとも重要な目的である．

ⅱ 予防接種は集団を守り，社会を守る

　一人ひとりの免疫が高まると，病原体は侵入のチャンスが少なくなり，集団での感染症はぐっと減ってくる．たとえ病原体が侵入したとしても，発病者は限られた少数にとどまるので，学級閉鎖，一斉の休学や休園などもなくなってくる．もちろん大人の社会でも，仕事場や人が多く集まるところでの感染症の広がりを防ぐことができる．医療施設・高齢者施設などでの感染の広がりも守ることができる．つまり社会全体を守ることができる（集団免疫：herd immunity）．

ⅲ 予防接種は次の世代の健康を守る

　一人ひとりの感染症を守ることによって次の世代の健康を守ることができるものもある．たとえば風しんはほとんどが自然に回復する軽い感染症であるが，免疫をもたない妊娠早期の女性が風しんウイルスの感染を受けると胎児に影響を及ぼし，心臓・眼・聴力・発育など

に障害が生ずる先天性風しん症候群が高率に発生する．個人の発病を防ぐのはもちろんであるが，新たに生まれてくる者の健康を各自が守る，そして社会が守る，これが風しんワクチンの最大の目的である．

iv 予防接種は予防接種を受けていない人も守る

多くの人が免疫をもつとその感染症の発生は少なくなってくるので，予防接種を受けていなかった少数の人にも感染の危険性が少なくなり，守られることになる．なんらかの基礎疾患があって予防接種を受けたくても受けられない人，何か理由があって受け損ねていた人，予防接種が嫌で受けなかった人すらも，予防接種を受けた人によって守られていることになる．予防接種は，自分だけではなく見知らぬ人もいつの間にか防ぐ優しさをもっているといえる．

v 感染症の根絶・排除計画

予防接種によって，やがてその病気を人類から追放しようとするものもある．人類が長い間悩まされてきた天然痘(痘瘡)は，ワクチンによって，地球上からの根絶を達成した．ポリオ(小児麻痺)の根絶(polio eradication)は目前の段階にまでなっており，麻しんの排除(measles elimination)，ついで風しんの排除(rubella elimination)活動も世界で進められている．

B どうして成人にもワクチンが必要なのか

感染症は，免疫がなければ年齢に関係なく罹患し，流行の規模が大きくなれば，低い重症化率であっても重症者数は増加する．かつて麻しんは大人も巻き込んだ数年〜数十年おきの流行があり「命定めの病」として恐れられた．1849年にオランダから持ち込まれた種痘(天然痘の予防接種)が佐賀藩で行われているが，1858年和人によって蝦夷地に持ち込まれた天然痘に対して江戸幕府がアイヌに種痘の一斉集団接種を行った記録があり，大人も子どもも並んで種痘を受けている風景が残されている(歌川国貞：公命蝦夷人種痘之図)．また天下の横綱谷風は，はやりかぜ(おそらくはインフルエンザ)で命を落としたともいわれている．第二次大戦が終了して間もない1950年頃には，大人を対象とした「チフス」の予防接種が街頭での一斉接種として行われている様子が，当時から始まった「サザエさん」に描かれていた記憶がある(発しんチフスか，腸チフスかパラチフスかは筆者の記憶が定かでなく不明)．

しかし，なんといっても感染症の犠牲になることが多い子どもたちにまず免疫を与え，病から逃れさせて健やかな成長を期待することは世界中で共通であり，多くの国々での予防接種のターゲットは，小児を対象としている．わが国においても，国が公衆衛生対策として行っている予防接種は，1948年に予防接種法として始められたのが原点となっている．ワクチンの進歩，疾病構造や社会情勢の変遷，副反応の発生状況などによって対象疾病，使用するワクチンの種類，接種の実際の方法など，多くの見直しや改正が行われてきているが，一貫してその対象は小児であった．1994年には，1)予防接種の努力義務化(勧奨接種：受け

なければならないという表現から，受けるように努めなければならない，という表現への変化．個人の意志の反映が可能で，接種に対してNoといえる権利の確保），2）集団接種から個別接種，3）予防接種による健康被害に対する救済制度の充実　などの大きな改正が行われた．続く2001年の改正では，定期接種が1類疾病，2類疾病に分けられ，それまでの定期接種で行われていたものは一類疾病（現A類）に，加えて二類疾病（現B類）として高齢者を対象としたインフルエンザが規定され，わが国において成人（高齢者）を国の予防接種施策として初めて接種対象にした．この背景には，社会問題となるようなインフルエンザの流行と高齢者施設での集団感染と死亡者の顕在化，そして高齢者に対する福祉政策の一環としてのインフルエンザ感染予防の考えがあった．また，かつては小児への集団接種として行われていたインフルエンザワクチンが中止になり，需要がなくなった結果ほとんど国内では生産が不可能なまでになっていたインフルエンザワクチンを，パンデミック（新型インフルエンザ発生）に備えてワクチン生産体制を再構築することでもあった．続いて高齢者のさらなる肺炎予防対策として，高齢者用の肺炎球菌ワクチン（莢膜多糖体23価）をB類定期接種として導入したのが2014年であり，2016年から任意接種ではあるが水痘ワクチンを帯状疱疹予防として50歳以上に使用できるようになった．

　現在の高齢化社会において，元気な高齢者として健康を維持してもらうための感染症予防は重要となっている．小児の感染症の減少によって自然感染もなくワクチンによる免疫付与もないまま（あるいは回数不足で不十分な免疫であったり，ブースターを受けなくなり免疫が減衰した者など）成人そして中高年となった者が，**感染によって自分が発症してしまうと同時に家族や社会の中での感染源となってしまうことに対する注意が，成人以降においても必要なワクチンとして近年ますます重要視されてきている**．さらには医療施設あるいは高齢者施設などにおける施設内での感染制御，わが国にない感染症に海外で曝露発症しないための海外旅行者のためのワクチンも新たな成人以降に必要なワクチンとなってきている．

 成人へのワクチン接種にあたって

　予防接種・ワクチンは，医療のなかで予防医療として重要な位置を占めながら，医学教育の中で十分な教育はこれまで行われておらず，また実際の医療の場でも見様見真似で行われている経験的な側面が多いことも否めない．また残念ながら100.0％の安全性と有効性が備わっているわけではなく，ワクチンの効果が発揮されない場合もあり，また予防接種をすることによって正常な生体の反応を超えた予期できない極めてまれな異常反応が出現し，重大な健康被害が生じることも残念ながらゼロではない．それらを含めて，接種を受けようとする者や家族への説明は適切に行われる必要があり，そのことが安全安心なワクチンに結びつき，ひいては接種をしようとする側の安全と安心としてフィードバックされる．

　予防接種の実施にあたっては，まず予診を尽くすことといわれている．もちろん短時間での問診，打聴診ですべてが明確になるわけではないが，**問診票に書いてあることにきちんと**

1 どうして成人にもワクチンが必要なのか そもそも予防接種・ワクチンとは

目を通して被接種者の健康状況を知り，簡単な診察であってもその間に被接種者とのコミュニケーションが得られることも，安全・安心な予防接種に大きく結びつく．なお，成人女性（および妊娠可能年齢の女性）への生ワクチンの接種は，胎児への影響を避けるため妊娠に対する注意がとくに必要であり，妊娠中は生ワクチンの接種は基本的に行わない．

　ワクチン接種に必要な基本的知識，行政と予防接種のかかわり，最新のワクチン情報などについては，医師会や自治体などが積極的に研修会を開催しているところも多くなってきている．成人に限らず，予防接種を行うにあたっては，ぜひこれらの研修を受講していただき，より安全に行われ，人々が安心して受けられる感染症予防に取り組んでいただければと思う．

●● 参考文献
1) 予防接種ガイドライン等検討委員会：予防接種実施者のための予防接種必携. 公益財団法人予防接種リサーチセンター, 2019.
2) 岡部信彦, 多屋馨子：予防接種に関するQ&A集. 一般社団法人日本ワクチン産業協会, 2019.
→予防接種・ワクチンの実際に関して，上記の2冊は毎年改訂が行われているので，参考にしていただければと思う．

（岡部信彦）

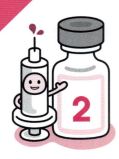

Ⅰ章 ● 総　論

大人のワクチンスケジュール

　乳幼児や小児の時期を過ぎると，小児の定期接種が終了するため，ワクチンを接種する機会が減少する．成人にもワクチンによって予防できる病気(vaccine preventable disease：VPD)があり，ワクチンを接種して予防すべきだが，成人への予防接種は見逃されやすく，十分に予防できていないのが現状である．

　成人に必要なワクチンは以下の通りである．

> A. 小児期に，自分が接種するべき定期接種を打ち損じているもの
> B. 幼少期にはワクチンがなくて，打つ機会がなかったもの
> C. 幼少期にワクチンがあり，接種の機会もあったが，現在の必要な回数に満たないもの
> D. ワクチンはあったが，当時の定期接種スケジュールが，現在の必要な回数に満たなかったもの
> E. 成人のある年齢になってから接種するワクチン
> F. 仕事(とくに医療従事者)のために必要なワクチン
> G. 病気のために必要になるワクチン
> H. 海外渡航に伴って必要になるワクチン
> I. その他

 小児期に，自分が接種するべき定期接種を打ち損じているもの

　母子手帳などの記録を確認し，記録がないものは接種していないとみなす．「打った記憶がある」場合も，記憶があいまいな場合は，予防の観点から「記録のないものは接種していない」こととしてスケジュールを作成して接種したほうがよい．

表2-1　破傷風ワクチンの変遷

生年月日	定期接種の方針
1967（昭和42）年以前生まれ	破傷風トキソイドの接種歴がない年代・基礎免疫として3回接種を推奨（①②は1ヵ月以上，②③は6ヵ月以上あける）．その後，破傷風暴露リスクが高い場合は10年ごとの接種を推奨．
1968（昭和43）年以降生まれ	三種混合（DPT）もしくは四種混合（DPT-IPV），二種混合（DT）ワクチンとして破傷風トキソイドを定期接種で接種している年代のため，接種を完遂していれば基礎免疫はあると考えられる．予防接種終了から10年以上経過している場合には追加接種（1回）を推奨．その後，破傷風暴露リスクが高い場合は10年ごとの接種を推奨．

表2-2　麻しんワクチンの変遷

生年月日	定期接種の方針
1972（昭和47）年以前の生まれ	1回も接種していない可能性が高い年代．1978年（昭和53年）10月1日から定期接種が開始．対象者は生後12～72か月に至るものであった．1度も接種していない可能性が高い年齢．自然感染して抗体を保有していることが明らかな者以外は，計2回のワクチン接種を推奨．
1972（昭和47）年10月1日～1990（平成2）年4月1日生まれ	定期接種としては1回しか接種していない年代．下記の特例措置非対象者のため，免疫を十分保持していない可能性がある．計2回のワクチンを接種していない場合は不足回数分の追加接種を推奨．
1990（平成2）年4月2日～2000（平成12）年4月1日生まれ	特例措置対象者に相当する年代．特例措置とは，2008（平成20）年4月1日から5年間の期限で，麻しんと風しん混合ワクチンの定期接種対象者が第3期（中学1年生相当），第4期（高校3年生相当）に2回目の定期接種がなされたこと．接種率が低かったため，対象時期に2回目の接種を受けていなければ計2回の接種を推奨．
2000（平成12）年4月2日以降生まれ	定期接種として2回接種を受けている年代．対象時期に2回の接種を受けていなければ計2回の接種を推奨．

B　幼少期にはワクチンがなくて，打つ機会がなかったもの

　たとえば，破傷風トキソイドが入っている三種混合（DPT）ワクチンは，1968年から定期接種として使用されるようになったため，それ以前に生まれた人は，定期接種で破傷風トキソイドを含むワクチンを接種する機会がなかった（**表2-1**）．

C　幼少期にワクチンがあり，接種の機会もあったが，現在の必要な回数に満たないもの

　たとえば，麻しんである．麻しんワクチンは1966年に任意接種が始まり，1978年10月に定期接種（対象：生後12～72か月児）となった．当時は1回接種．その後，一時的に1989年4月～1993年4月にMMR（麻しん・風しん・おたふくかぜ混合）ワクチンとなり，2006年4月～MR（麻しん風しん混合）ワクチンが導入され，同年6月から2回接種が開始された．

　ワクチン接種率が上昇して，疾患が少なくなるとワクチンによってできた免疫が刺激されないため，免疫が徐々に低下してその疾患に感染することがある．2007年に麻しんが流行したのはそれが原因であった．そのため，明らかに麻しんに罹患したことがわかっていない成人は，麻しん含有ワクチン（麻しんワクチン，または麻しん風しん混合（MR）ワクチン）の2回の接種歴が必要である（**表2-2**）．

表2-3　風しんワクチンの変遷

生年月日	定期接種の接種回数 男性	定期接種の接種回数 女性
1962（昭和37）年4月1日以前の生まれ	なし	なし
1962（昭和37）年4月2日～1979（昭和54）年4月1日生まれ	なし	中学生学校で集団接種1回
1979（昭和54）年4月2日～1987（昭和62）年10月1日生まれ	中学生で1回接種	中学生で1回接種
1987（昭和62）年10月2日～1990（平成2）年4月1日生まれ	幼児期に1回接種	幼児期に1回接種
1990（平成2）年4月2日～2000（平成12）年4月1日生まれ	2回接種（麻しん同様，特例措置対象者に相当する年代）	2回接種（麻しん同様，特例措置対象者に相当する年代）
2000（平成12）年4月2日以降生まれ	2回接種	2回接種

D ワクチンはあったが，当時の定期接種スケジュールによって，現在の必要な回数に満たないもの

　たとえば，風しんである．女性のみに定期接種していた時期があったため30歳代後半から50歳代の男性の抗体保有率が低く，定期的に小流行を繰り返している．過去に風しん含有ワクチン（風しんワクチン，または麻しん風しん混合（MR）ワクチン）の接種歴が2回ない場合は，追加が必要である（表2-3）．

E 成人のある年齢になってから接種するワクチン

　成人肺炎球菌ワクチン（PPSV23），インフルエンザワクチンなどは，成人の定期接種である．成人肺炎球菌ワクチンの定期接種対象者は，①2023年度末までは，該当する年度に65歳，70歳，75歳，80歳，85歳，90歳，95歳，100歳になる方．②2019年度においては，2018年度末に100歳以上の方．③60～64歳で，心臓，腎臓，呼吸器の機能に障害があり，身の回りの生活が極度に制限されている方．ヒト免疫不全ウイルス（HIV）で免疫機能に障害があり，日常生活がほとんど不可能な方も対象となる．

　インフルエンザワクチンの定期接種対象者は65歳以上である．60歳から65歳未満の方で，心臓，腎臓，呼吸器の機能に自己の身辺の日常生活活動が極度に制限される程度の障害やヒト免疫不全ウイルスによる免疫の機能に日常生活がほとんど不可能な程度の障害がある方も対象となる．また，インフルエンザワクチンは定期接種対象年齢でなくても，全年齢で推奨される．

　また，帯状疱疹予防に，定期接種になっていないが，水痘ワクチンが50歳以降に推奨される．不活化ワクチンのShingrix®が近いうちに販売されると，生ワクチンを接種できない方へも接種が可能になる．

　なお，冒頭にあげたもののF～Iについては以下の通り，状況によって必要なワクチンがあるため，各章を参考いただきたい．

F. 仕事（とくに医療従事者）のために必要なワクチン→30章（p.150）

G. 病気のために必要になるワクチン→28，29章（p.141，145）

H. 海外渡航に伴って必要になるワクチン→31〜38章（p.156〜）

I. 妊娠可能な女性と妊婦に必要なワクチン→27章（p.134）

おわりに

　成人では，過去のワクチン接種歴に加えて，現在の健康状態や仕事などの生活様式を十分に把握して適切なワクチンを選択する．そうすることでVPDのリスクを減らすことができる．また成人のワクチンは任意接種が多く，費用の多くは自己負担であるため，十分に説明したうえで，接種スケジュールを立てる必要がある．

　最後に，次ページで成人に必要なワクチンについてまとめたので，活用していただきたい（表2-4）．

（中山久仁子）

Ⅰ章 ● 総　論

表2-4　成人のワクチンスケジュール表

ワクチン名	定期/任意	生/不活化	接種回数	接種時期	
				20～49歳	50～59歳
B型肝炎	任意	不活化	3回		
肺炎球菌（PCV13）	任意	不活化	1回		
肺炎球菌（PPSV23）	定期	不活化	1回		
破傷風トキソイド（TT）	任意	不活化	3回		
三種混合（DPT：ジフテリア・破傷風・百日咳）	任意	不活化			
MR（麻しん風しん混合）	任意	生	2回		
水痘（水痘・帯状疱疹）	任意	生	水痘2回,帯状疱疹1回		
おたふくかぜ	任意	生	2回		
日本脳炎	任意	不活化	3回		
インフルエンザ	定期	不活化	1回		
HPV（ヒトパピローマウイルス）	任意	不活化	2価 3回 / 4価 3回		
髄膜炎菌(4価)	任意	不活化	1回		
A型肝炎	任意	不活化	3回		

■定期接種推奨期間　■定期接種対象年齢　■任意接種推奨期間　■任意接種可能期間

10

大人のワクチンスケジュール

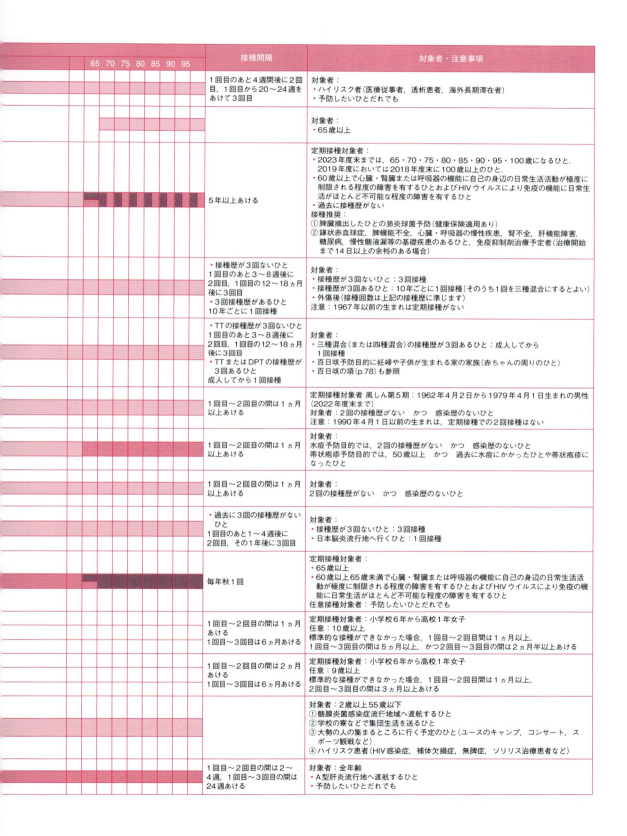

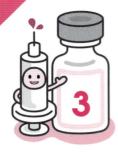

Ⅰ章 ● 総　論

3 効果と集団免疫

はじめに

　感染症に対する予防は，感染源からヒトの身体に届く（皮膚や粘膜への接触）までの距離に応じて多様である．ワクチン接種は最も重要な予防方法であり，個人免疫と集団免疫がある．

 感染源からの距離における予防方法

　感染防御機能と予防方法は，時間の経過とともに感染源から自身の身体，体内までの距離が変わり，予防における方法論が変わる．その関係をまとめたので図3-1に示す．

　隔離，換気や温度・湿度調節，マスク，手洗い，そしてうがいと，感染源からの距離が近づくにつれて感染経路の管理における人体への直接的介入の度合が強まる．ワクチン接種による予防は，感染源から人体への距離が最も遠い方法であり，かつ最も近い方法である．前者は集団免疫，後者は個人免疫である．ワクチン接種によって免疫を得ることでウイルスや細菌などが侵入しても感染および発症を防ぐ，また発症した場合も軽症に留めることがワクチン接種の個人免疫効果である．感染源が接触したうえで，感染させないか軽症に留めるという考え方はワクチンの狭義の効果である個人免疫に限定される．

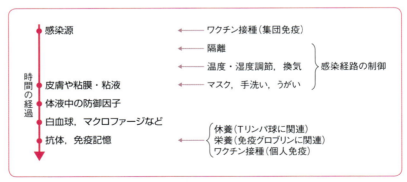

図3-1　感染防御機能と予防方法の関係

効果と集団免疫

B 個人免疫

　ワクチン接種における個人免疫においてとくに重要なのは，細胞性免疫と液性免疫である．細胞性免疫は，白血球やリンパ球の中のT細胞が担当する．液性免疫はリンパ球のなかのB細胞が産生する免疫抗体（免疫グロブリン）が担当し，免疫抗体によって病原体を中和する．不活化ワクチンは抗体のみ呈し，生ワクチンは抗体だけでなく免疫記憶も呈す．しかし，どちらの種類のワクチンにおいても複数回接種するスケジュールが現在では標準となっている．不活化ワクチンの場合は，最初に初回接種として2〜3回ほど接種（基礎免疫）した後に，間隔を置いて追加接種（追加免疫）を行うことでブースター効果が生じ，抗体価が十分に高くなる．一方，生ワクチンの場合は，接種後の抗体陽転率と有効率にギャップがあることが近年明らかとなった．生ワクチンを1回のみ接種した場合，抗体価上昇は高く抗体陽転率はおよそ90％以上と比較的高い割合である．それにもかかわらず，有効率は90％に及ばない場合が多いために後述の理論より，集団免疫としては不十分である．したがって，有効率を高め集団免疫を保つためには2回目の接種が必要となる．

　集団免疫の機序に関して以下，具体的に述べる．どの程度，感染症が拡大するか，感染症を予防するにはどの程度の免疫が必要かは，感染症の基本再生産数（アールノート：R_0）によって決まる．基本再生産数とは，1人の感染者が完全に感受性のある人口集団に持ち込まれた時，その1人が平均して何人に直接感染するかを示した値である．要するに，「一度に周囲へ感染させる最大限の力」と言い換えることができる．

C 感染症流行と集団免疫

　感染症流行の説明は，感染者，感受性者，そして免疫保有者の3者から構成される．まず流行発生の段階では，すべて感受性者で占められる集団のなかに感染者が発生する．続いて，流行拡大の段階では，基本再生産数に基づいて感染者から感受性者に感染する．周囲が感受性者ばかりの状況では流行拡大が持続する．この場合も基本再生産数に基づいて感染者から感受性者に感染する．感受性者が感染者となった場合，症状が軽快すると免疫保有者となる．たとえばいままでは感染していた全員が感受性者であれば基本再生産数に基づいて感染拡大していたが，基本再生産率が4（$R_0 = 4$）であっても周囲に接触した4人のうち感受性者が1人でほかは免疫保有者であれば1人しか感染拡大しない．この場合の「一度に周囲へ感染させる力」は再生産数と呼び，1（アール：$R = 1$）である．感染症の流行によって自然感染し，免疫保有者が増えて上記の状況となったのであれば流行縮小の段階となる．最後の段階として，感染者の周囲の全員が感染した結果，免疫保有者となった段階となれば感染拡大はないために流行も収束となる．この場合は$R = 0$である．初めから周囲は免疫保有者であるために感染が拡大せず，結果として感受性者であっても感染に至らない手段が，ワクチン接種に

表3-1 代表的な感染症の基本再生産数と集団免疫に必要な集団免疫率

	基本再生産数	集団免疫率
麻しん	12〜18	0.83〜0.94
百日咳	12〜17	0.92〜0.94
水痘	10	0.90
ムンプス	4〜7 (10)	0.75〜0.85 (0.90)
風しん，ジフテリア	6〜7	0.83〜0.85
ポリオ，天然痘	5〜7	0.80〜0.85
インフルエンザ	3〜4	0.67〜0.75
SARS	2〜3	0.50〜0.67

(文献1)より改変)

よる集団免疫の発想である．

　ちなみに，感染を評価するうえでほかに重要な要因は，潜伏期間，感染した人のうちでどれだけの人が発症するかの確率(発症率)や，発症した場合にどれだけ重症になるか(毒性，病原性)である．また，細胞性免疫および液性免疫自体も潜伏期間，発症率，重症度に影響を及ぼす．代表的な感染症の基本再生産数を表3-1に示す[1]．

　この表が示すように，麻しんや百日咳などは1人から免疫のない十数人に感染する．また，感染力が大きいほどより多くの割合の集団免疫が必要なことも示されている．ワクチンによる集団免疫が感染予防となる機序は，感染が拡大する対象がすでに免疫を保有していれば広まらない，という考え方に成り立っている．具体的には，100人の集団のなかに基本再生産数が10の水痘患者が1人いた場合，100人中90人(90%)が免疫保有していれば水痘感染者は1人からR_0の数値通りの10人にうつることはない．感染する対象は，100人から免疫保有者の90人と感染者の1人とを除いた，感受性者の9人である．基本再生産数の通りに感染は拡大持続せず，やがて感染は縮小し，流行が収束する．集団免疫として必要とされる集団免疫率は，1から基本再生産数の逆数を引いた数であり，具体的には1−1/10＝0.90(＝90%)である．100人中90人以上が水痘ワクチンの十分な接種を受けていれば水痘の集団免疫は保持されていることを意味する．

D 集団免疫の活用

　そして，集団免疫率が人類規模の大きな範囲で維持されていると感染症は根絶される．人類はすでに天然痘を根絶し，現在は麻しんの根絶に取り組んでいる．さらにここでは，インフルエンザと結核に関して言及したい．インフルエンザは毎年非常に多くの感染患者が発生することから社会的な不安が大きい．これはインフルエンザウイルスが容易に遺伝子変異する点，人畜共通感染症であり渡り鳥を始めとした多くのベクターが存在する点，不顕性感染が少ない点などにより流行をきたしやすいからである．しかし，インフルエンザにおいても集団免疫の効果はみられる．具体的には，1987年に小学生へのインフルエンザのワクチン

接種が定期から任意に変更された後に，高齢者および乳児のインフルエンザによる死亡が増加した．後述のBCGも同様であるが，インフルエンザワクチン接種における集団免疫の効果として免疫弱者にとってのリスクを抑制していた証左である．一方で，インフルエンザ感染の流行を軽視する訳ではないが，インフルエンザウイルスよりもはるかに基本再生産数が高い感染症が数多く存在し，それらの流行からワクチン接種が社会防衛を担っていることを啓発することも必要である[2, 3]．

　表3-1に載っていない結核は，麻しんや水痘と同様に空気を介した感染で拡大し，くわえて毒性も強いことから，マラリア，HIVと並び人類を脅かす最も恐ろしい感染症の1つである．しかし結核は発症が緩徐な場合も多く，潜伏期間が正確にわかっていないうえに長期にわたる場合が多く，さらに再発が多い．そのため，基本再生産率の算出が困難である[4]．ただしBCGは乳幼児に対して結核の予防ならびに軽症化が可能であることから，いまだ結核中等度蔓延国であるわが国ではBCGが定期接種に含まれている[5]．

おわりに

　ワクチン接種をより多くの人が受けて集団免疫率を高めることによって，接種した本人だけではなく，感受性者も感染・発症する危険性を減らす．集団免疫を上手く活用できれば，免疫不全がある者や妊婦，個人の信条でワクチン接種を行わない者に対してワクチン接種を行うことなしに感染症から防衛することが可能である．感染症の流行は他者との相対的な関係性で成り立つことを理解していただきたい．

参考文献

1) Fine PE：Herd immunity：history, theory, practice. Epidemiol Rev, 15 (2)：265-302, 1993.
2) Reichrt TA, Sugaya N, Fedson DS, et al：The Japanese experience with vaccinating schoolchildren against influenza. N Engl J Med, 344 (12)：889-896, 2001.
3) Sugaya N, Takeuchi Y：Mass vaccination of schoolchildren against influenza and its impact on the influenza-associated mortality rate among children in Japan. Clin Infect Dis, 41 (7)：939-947, 2005.
4) Sanchez MA, Blower SM：Uncertainty and sensitivity analysis of the basic reproductive rate：Tuberculosis as an example. Ame J Epidemiol, 145 (12)：1127-1137, 1997.
5) Colditz GA, Berkey CS, Mosteller F, et al：The efficacy of bacillus Calmette-Guérin vaccination of newborns and infants in the prevention of tuberculosis：meta-analyses of the published literature. Pediatrics, 96 (1 Pt 1)：29-35, 1995.

（武内治郎）

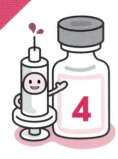

I章●総論

4 抗体検査

はじめに

　2019年4月から，風しん対策として，特定年齢の男性を対象とした抗体検査とワクチンの提供サービスが始まった．

　しかし，実際にワクチン接種の効果を判定するために測定された抗体価の解釈は難しい．個々の疾患に関するワクチン接種の詳細は各章に譲り，ここでは抗体価検査全般とその解釈について述べる．

　抗体価について述べる前にいくつか注意しておきたい点がある．それは①現在入手可能なワクチンは抗体を産生することで疾患を予防するという機序が主ではあるが，実際に病原体に曝露した際には細胞性免疫をはじめとしたほかのさまざまな免疫学的機序も同時に作用するため，抗体価と発症／感染予防には必ずしも相関性がないことがある点，②免疫の有無は年齢，性別，主要組織適合抗原（major histocompatibility complex：MHC）などによっても左右される点，そして③"免疫能"の定義をどこにおくか（侵襲性感染症／粘膜面における感染の予防，感染／発症の予防）によっても判定基準が変わってくる点である．

 抗体検査法

　一般的に用いられる方法としてはEIA法（enzyme-immuno-assay：酵素免疫法）／ELISA法（enzyme-linked immuno sorbent assay：酵素免疫定量法），HI法（hemagglutination inhibition test：血球凝集抑制反応），NT法（neutralization test：中和反応），CF法（complement fixation test：補体結合反応），PA法（particle agglutination test：ゼラチン粒子凝集法）がある．このうちCF法は感度が低いため，疾患に対する免疫の有無を判断する検査法としては適さない．ワクチンの効果判定や病原体に対する防御能の測定にあたって最も有効とされているのはPRN法（plaque reduction neutralization）による中和抗体の測定である．しかし，中和抗体の測定は手技が煩雑で判定にも時間がかかるため，実際にはさまざまな抗体のなかから発症予防との相関があるとされるもので，検査室での測定に適したものが使用されることが多い．

表4-1 麻しん・風しんにおける抗体価基準

	測定方法	単 位	抗体価 陽性	抗体価 発症予防	抗体価 感染予防
麻しん	EIA	IU/mL		120〜200	500〜1,000
	中和法	倍	2	4	32
	PA法	倍	16	64	256
	EIA	EIA価	2	4	16
	HI	倍	8	8	16
風しん	EIA	IU/mL	4	10	15〜25
	LA	IU/mL	4	10	15〜25
	HI	倍	8	16	32
	EIA	EIA価	2	5	12.5

(文献1)より改変)

各疾患のカットオフ値について

　麻しんおよび風しんについては，発症予防および感染予防に必要とされる抗体価が検査別にある程度示されている(表4-1)[1]が，ムンプス，水痘については未確定である．

1 » 麻しん(Measles)

　麻しんに対する免疫の有無を判断するうえで最も信頼性が高い検査法はPRN法による中和抗体の測定であるが，前述のように多数の検体のスクリーニングには向いていない．WHOは中和抗体(PRN法)で120 mIU/mL以上をカットオフとしている[2]．これは中和抗体(PRN法)≧120 mIU/mLであればアウトブレイク時にも発症例がみられなかったことによる．一方，わが国で用いられている環境感染学会の医療従事者に対するワクチンガイドライン[3]ではIgG抗体(EIA法)で16以上を陽性基準としており，国際単位へ変換すると720 mIU/mL(EIA価×45＝国際単位(mIU/mL))となる．麻しん抗体120 mIU/mLは発症予防レベルであるが，報告によっては120〜500 mIU/mLでも発症がみられたとするものもある[4]．したがって曝露の機会やウイルス量が多い危険性のある医療従事者ではより高い抗体価を求めるものとなっている．

2 » 風しん(Rubella)

　古くから用いられているのはHI法であり，8倍以上が陽性基準とされている．HI法とほかの検査を用いた場合の読み替えに関しては，国立感染症研究所の公開している情報が有用である[5]．この発症予防レベルに相当する値として1985年にNCCLS (national committee on clinical laboratory standards)は風しんIgG抗体＞15 IU/mLを，免疫を有している指標とした．1992年に数値は10 IU/mLに引き下げられたが，それ以降のカットオフの変更はなされていない．その後の疫学データなどから独自にカットオフを引き下げて対応している国もある[6]．環境感染学会のガイドラインではIgG (EIA法：デンカ生研)≧8.0を十分な抗体

価としているが，国際単位へ変換すると18.4IU/mL（EIA価×2.3＝国際単位（IU/mL））となり，高めの設定となっていることがわかる．これは麻しんと同様に曝露の機会や多量のウイルス曝露が起こる危険性があるためである．ただし，HI法で8倍以上，EIA法で15IU/mL以上の抗体価を有している場合でも風しんに罹患したり先天性風しん症候群を発症したりといった報告もある[7]．風しんにおける感染予防に必要な抗体価として，国際的なコンセンサスを得た値は示されていない．

3 » ムンプス（Mumps）

ムンプスに対する免疫の有無を正確に測定する方法は，現在のところはっきりとはわかっていない[8]．中和法で2倍もしくは4倍の抗体価が発症予防に有効であったとする報告がみられる一方，2006年にアメリカの大学で起こったアウトブレイクの際にワクチン株および流行株に対する中和抗体（PRN法），IgG抗体（EIA法）を測定したところ，発症者は非発症者に比べて抗体価が低い傾向にはあったが，その値はオーバーラップしており明確なカットオフを見出すことはできなかった[9]．環境感染学会ではEIA価で4.0以上を陽性としているが[3]，その臨床的な意義は不明である．

4 » 水痘（Varicella）

WHOが規定する発症予防に十分な抗体価はFAMA（fluorescent antibody to membrane antigen）法で4倍以上もしくはgrycoprotein（gp）ELISA法で5U/mL以上である[10]．FAMA法で4倍以上の抗体価を保有していた者のうち家庭内曝露で水痘を発症したのは3％以下であった．gp ELISA法は一般的な検査方法ではなく，偽陽性が多いのが欠点である．わが国において両検査は一般的ではなく，代替案として，中和法で4倍以上を発症予防レベルと設定し，IAHA（immune adherence hemagglutination：免疫付着赤血球凝集）法で4倍以上，EIA法で4.0以上をそれぞれ十分な抗体価としているが[3]，その臨床的な意義は不明である．

その他の代表的なワクチン予防可能疾患を含めた発症予防レベルの抗体価について**表4-2**に示す[11, 12]．

次に一般的に抗体価測定が可能な疾患としてA型肝炎，B型肝炎について述べる．

5 » A型肝炎（Hepatitis A）[13, 14]

A型肝炎ウイルスに対して有効な免疫力を有するとされる抗体価の基準値は明確には示されていない．測定法にもよるが，有効な抗体価は10〜33mIU/mLとされており，VAQTA®やHAVARIX®といったワクチンの臨床試験における効果判定は抗体価10mIU/mL以上を陽性としている．実臨床の場ではワクチン接種前に要否を確認するための測定は行うが，ワクチン接種後の効果判定としては通常測定しない．

表4-2　代表的なワクチン予防可能疾患の発症予防レベル抗体価

ワクチン	英　名	抗体価測定方法	発症予防に必要とされる抗体価
ジフテリア	Diphtheria	中和法	0.01〜0.1IU/mL
A型肝炎	Hepatitis A	EIA/ELISA	10〜20mIU/mL
B型肝炎	Hepatitis B	EIA/ELISA	10mIU/mL
Hib結合型	H. influenza type b conjugate	EIA/ELISA	0.15ng/mL
HPV	Human papillomavirus	EIA/ELISA	ND
インフルエンザ	Influenza, inactivated	HI	40倍
日本脳炎	Japanese encephalitis	中和法	10倍
ライム病	Lyme	EIA/ELISA	1,400U/mL
麻しん	Measles	Microneutralization（PRN）	≧120mIU/mL
髄膜炎菌	Meningococcal	Bactericidal Ab	4倍以上
ムンプス	Mumps	中和法	ND
百日咳	Pertussis	EIA/ELISA（toxin）	5単位
肺炎球菌結合型	Pneumococcal, conjugated	EIA/ELISA	0.20〜0.35μg/mL（小児）※
肺炎球菌莢膜多糖体型	Pneumococcal, polysaccharide	OPA	ND
ポリオ	Polio	中和法	8倍以上
狂犬病	Rabies	中和法	≧0.5IU/mL
ロタウイルス	Rotavirus	Serum secretory IgA	ND
風しん	Rubella	EIA/ELISA	≧10〜15IU/mL
破傷風	Tetanus	中和法	0.01〜0.1IU/mL
水　痘	Varicella	gp ELISA	≧5U/mL
		FAMA	4倍
黄　熱	Yellow fever	中和法	5倍

ND：未確定

※：侵襲性肺炎球菌感染症の発症予防

（文献11, 12）より作成）

6 》 B型肝炎（Hepatitis B）

　3回のワクチン接種完了後1〜3ヵ月の時点でHBs抗体価測定を行う．HBs抗体≧10mIU/mLが1回でも確認できれば，その後抗体価が低下しても曝露時に十分な免疫応答が期待できることから，WHOは免疫正常者に対してワクチンの追加接種は不要としている[15]．

おわりに

　ここまで述べてきたように，各ウイルスに対する抗体価の基準についてはわかっていないことが多い．これは感染防御に働くのが単一の機構のみではないことに起因する．国際基準とわが国での基準の違いも前述のとおりである．麻しん，風しん，ムンプス，水痘に関しても，前述の環境感染学会のガイドラインでも本来は接種歴が重要視されており，接種歴がないもしくは不明な場合には2回の接種を満たすようにワクチンを接種するか，代替案として抗体価測定を勧めているに過ぎないが，抗体検査が独り歩きしている感がある．**個人の感染防御という点において重要なのは，抗体価ではなく1歳以上における2回のワクチン接種歴である．接種記録がなければ抗体陽性であってもワクチン接種を検討するべきである**．まれな事象として2回の接種歴があっても各疾患が発症したとする報告はあるが，追加のワクチン接

種で抗体価を上昇させることでそれのような事象を減らすことができるかは現時点では明確な答えは出ていない．抗体価の測定に頼るのではなく，小児期から確実に2回の接種率を上昇させることでコミュニティーからウイルスを根絶すること，そして個人および医療機関でその記録の保管を徹底することのほうが重要である．

参考文献

1) 庵原俊昭：抗体検査：目的・結果・次にすることは．小児感染免疫, 23 (1)：89-95, 2011.
2) World Health Organization：The immunological basis for immunization series. Module 7：Measles Update 2009. https://apps.who.int/iris/bitstream/handle/10665/44038/9789241597555_eng.pdf?sequence=1
3) 日本環境感染症学会ワクチンに関するガイドライン改訂委員会, 岡部 信, 荒川 創, ほか：医療関係者のためのワクチンガイドライン 第2版. 日本環境感染学会誌, 29：S1-S14, 2014.
4) Lee MS, Nokes DJ, Hsu HM, et al：Protective titres of measles neutralising antibody. J Med Virol, 62 (4) 511-517, 2000.
5) 国立感染症研究所 ウィルス第三部／感染症疫学センター：風疹抗体価の換算(読み替え)に関する検討. 改訂版(2019年2月改定). https://www.niid.go.jp/niid/images/idsc/disease/rubella/RubellaHI-EIAtiter_Ver3.pdf
6) Charlton CL, Lai FY, Dover DC：How to determine protective immunity in the post-vaccine era. Hum Vaccin Immunother 12 (4)：903-906, 2016.
7) World Health Organization：The immunological basis for immunization series. Module 11：Rubella. 2008. https://apps.who.int/iris/bitstream/handle/10665/43922/9789241596848_eng.pdf;jsessionid=77EFE61A57826578A051B62DC81EA5B4?sequence=1
8) World Health Organization：The immunological basis for immunization series. Module 16：Mumps. 2010. https://apps.who.int/iris/bitstream/handle/10665/97885/9789241500661_eng.pdf?sequence=1
9) Cortese MM, Barskey AE, Tegtmeier GE, et al：Mumps antibody levels among students before a mumps outbreak：in search of a correlate of immunity. J Infect Dis, 204 (9)：1413-1422, 2011.
10) World Health Organization：The immunological basis for immunization series. Module 10：Varicella-zoster virus. 2008. https://apps.who.int/iris/bitstream/handle/10665/43906/9789241596770_eng.pdf?sequence=1
11) Plotkin SA, Gilbert P：3 - Correlates of Protection. In：Plotkin SA, Orenstein WA, Offit PA, et al：Plotkin's Vaccines, 7th Ed, Elsevier, Amsterdam, 2018.
12) Plotkin SA：Correlates of Protection Induced by Vaccination. Clin Vaccine Immunol, 17 (7)：1055-1065, 2010.
13) World Health Organization：The immunological basis for immunization series. Module 18：Hepatitis A. 2011. https://apps.who.int/iris/bitstream/handle/10665/44570/9789241501422_eng.pdf?sequence=1
14) Averhoff FM, Khudyakov Y, Nelson NP：24 - Hepatitis A Vaccines. In：Plotkin SA, Orenstein WA, Offit PA, et al：Plotkin's Vaccines, 7th Ed, Elsevier, Amsterdam, 2018.
15) World Health Organization：The immunological basis for immunization series. Module 22：Hepatitis B. 2012. https://apps.who.int/iris/bitstream/handle/10665/77755/9789241504751_eng.pdf?sequence=1

（海老澤 馨，岩田健太郎）

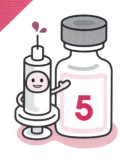

Ⅰ章●総　論

ワクチンの種類
生ワクチンと不活化ワクチン

はじめに

　ワクチンの種類には主に生ワクチンと不活化ワクチンがあり，それぞれの特徴を知ることが重要である．

A　生ワクチンの特徴

　生ワクチンにはBCG（結核）ワクチン，麻しんワクチン，風しんワクチン，MR（麻しん風しん混合）ワクチン，水痘（みずぼうそう）ワクチン，おたふくかぜワクチン，ロタウイルスワクチンなどがあげられる．生ワクチンの定義は，「予防する感染症の病原体と同じ感染防御抗原性があるワクチン」である．弱毒化した生ワクチンを接種すると接種された微生物が体内で増殖するため，体内でその微生物に感染したと判断し，自然感染と同じ免疫反応が生じるため細胞性免疫と液性免疫の両者が成立する．長期間にわたり免疫を維持できることが利点である．一方で，病原性があるために軽く自然感染と同じ状態になり，副反応として自然感染と同様の症状を認める場合もあり，生ワクチンにおける注意が必要な点である．すなわち，生ワクチンの副反応を理解するためには，麻しん，風しんなど本来の感染症の性質を理解する必要がある．また生ワクチンは，免疫不全を有する者や妊婦には接種ができない．なぜなら，自然感染と同じ機序が生じるために，免疫不全を有する者はワクチンによる副反応が重症化する可能性があり，妊婦は胎児に影響を及ぼす可能性があるからである．生ワクチンの場合は次回のワクチン接種を行うまでの期間は日本では4週間を要するとしている．

B　不活化ワクチンの特徴

　次に，不活化ワクチンは以下がわが国で用いられている．ヒブ（Hib）ワクチン，小児用肺炎球菌ワクチン，四種混合（DPT-IPV）ワクチン，日本脳炎ワクチン，ヒトパピローマウイルス（HPV）ワクチン，インフルエンザワクチン，肺炎球菌ワクチン（高齢者用），A型肝炎ワクチンなどである．不活化ワクチンの定義は，「微生物の免疫抗原物質をできるだけ変性しな

いで増殖性をなくしたワクチン」である．不活化ワクチンの利点は，病原体や毒素がホルマリンなどで処理されているため体内で増殖しないことである．同時に増殖力や感染性も失われているため，副反応として生ワクチンのように本来の感染症と同様の症状は生じない．したがって，免疫不全を有す者，妊婦に対しても接種できる．次回のワクチン接種を行うまでの期間は日本では1週間としている．しかし，体内で増殖しないため免疫反応が弱く，液性免疫のみしか成立しない．そのため，数回の接種が必要であり効果の持続も短い．したがって，長期に免疫を維持するためには定期的な追加接種が必要であり，不活化ワクチンにおいて注意が必要な点である．

その他のワクチン

　生ワクチンと不活化ワクチン以外に，トキソイドワクチンとサブユニットワクチンがあり，広義では不活化ワクチンとして分類される．トキソイドワクチンの定義は，「毒素の免疫原性をできるだけ損なわないように，無毒化（トキソイド化）したワクチン」である．トキソイドは，細菌の産生する毒素（トキシン）を取り出し，免疫原性は有するが毒性は失われている．種類として，ジフテリア破傷風混合トキソイド（DT）ワクチンがある．次回のワクチン接種を行うまでの期間は日本では1週間としている．

　そして，サブユニットワクチンの定義は，「微生物の精製感染防御抗原物質のみを含むコンポーネントワクチン」である．わが国では，酵母由来の組換え沈降B型肝炎ワクチンである"ビームゲン®"と"ヘプタバックス®-Ⅱ"の2種類が販売されている．これらは20年以上前に認可され，現在は世界各国で使用されている．効果も安全性もよい．参考までに，B型肝炎ウイルスの遺伝子はHBV全ゲノムの塩基配列を比較して8種の遺伝子型が知られている．そのうち，配列が8％異なれば異なる遺伝子型と判定され，遺伝子型分類は臨床的症状を反映し地理的分布と一致する．

　また，B型肝炎ワクチン以外のサブユニットワクチンとしては，帯状疱疹ワクチンの"シングリックス®"がある．この"シングリックス®筋注用"は2018年3月に承認取得されたが，本稿執筆中の2019年4月14日の段階ではまだ販売されていない．

より望ましいワクチンへの試行錯誤

　生ワクチンと不活化ワクチンのどちらがよいかは一概には決められず，現在用いられているワクチンがそのどちらであるかは，いままでの事例の積み重ねで取捨選択されている．具体的な過去の事例を紹介する．

　まず，麻しんワクチンは生ワクチンと不活化ワクチンとを併用していたが，後に生ワクチンのみに切り替えられた．1966年にわが国では不活化ワクチンと生ワクチンの併用法による接種が開始された．しかし異型麻しんの発生が認められ，これは不活化ワクチンによる効果

5 ワクチンの種類 生ワクチンと不活化ワクチン

の不足によるためと考えられ，1969年には生ワクチンの単独接種に切り替えられた．1978年10月には，麻しんワクチンは予防接種法に基づく定期予防接種として導入された．

　逆の事例として，ポリオワクチンは生ワクチンから不活化ワクチンへ切り替えられた．1961年に生ワクチン（経口による接種）が指定されていたが，1960年からのわが国でのポリオウイルス野生株による流行が収束するに伴い，ワクチン株によるポリオ様の麻痺(vaccine associated paralytic polio: VAPP)がワクチン接種440万回あたり1人の確率で発生した．そのため，2012年9月からは不活化ワクチン（注射による接種）に切替えられ，わが国ではそれ以降VAPP発生が認められていない[1]．

　また，生ワクチンと不活化ワクチンとの間で比較もされた[2]．不活化ポリオワクチンの局所免疫を検討する目的で，インドで990人（6〜11か月，5歳，10歳）を対象にソーク株IPV群，2価OPV群，介入なし群の3群にランダム割付した比較試験がオープンラベル方式で行われた．評価は，接種4週間後の便からのウイルス排泄率で行った．その結果，IPV群はほかの2群に比して有意に便排泄率が低く，かつ抗体陽転率は高かった．したがって，IPVは局所免疫も高めることが可能と結論づけられた．さらに，ほかの研究でもIPVによる抗体陽転はOPVより高率と結論づけられ，ポリオワクチンは不活化が主流となった[3]．

おわりに

　生ワクチンは効果が強い代わりに実際の感染に似た副反応が生じる可能性があり，不活化ワクチンは実際の感染に似た副反応は生じない代わりに1回の接種では効果が弱い可能性がある．実際に製品化して用いられてきた試行錯誤のうえで，現行のワクチンは両者のうちから使い分けられている．

参考文献

1) 国立感染症研究所感染症情報センター 国立感染症研究所：ポリオ（急性灰白髄炎・小児麻痺）とは．IDWR第26号, 2001. https://www.niid.go.jp/niid/ja/kansennohanashi/386-polio-intro.html
2) Jafari H, Deshpande JM, Sutter RW, et al：Polio eradication. Efficacy of inactivated poliovirus vaccine in India. Science, 345 (6199)：922-925, 2014.
3) Sutter RW, Bahl S, Deshpande JM, et al：Immunogenicity of a new routine vaccination schedule for global poliomyelit12；386 (10011)：2413-2421, 2015.

（武内治郎）

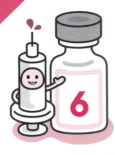

Ⅰ章●総　論

接種方法
皮下注と筋注

6

A 接種準備

まず接種前の準備として，接種者と，接種に使用する物品の準備をする．

1» 接種者

感染拡大のリスクを減らすために，接種者は接種前に石鹸と流水で手を洗うか，アルコール手指消毒剤で手を消毒する．通常の接種では手袋の着用は必要ない．接種者の手や被接種者に触れる部分に開放創がある場合は，手袋を着用する[1]．

2» 針と注射器の安全な使用

ワクチン注射に使用される針と注射器は無菌で使い捨てのものを使用する．また，注射ごとに別々の針と注射器を使用する．ワクチンをバイアルからシリンジに入れるときと，患者に接種するときとの間で針を交換することは，針が損傷または汚染されていない限りは必ずしも必要ではない．

B 接種経路

注射用ワクチンの接種経路は筋肉内または皮下経路で，それぞれのワクチンによって異なっている．

1» 筋肉注射

針の刺入角度は，皮膚に対して90度．接種部位は大腿前外側部の外側広筋か，上腕三角筋がよい（表6-1）．臀部には注射しない．同側に2本以上接種する場合は，接種部位の間隔を2.5cm以上あける．

表6-1 筋肉注射の接種部位

年齢	注射部位
乳児	大腿前外側部の外側広筋
幼児	大腿前外側部の外側広筋または上腕三角筋
小児〜成人	上腕三角筋

表6-2 皮下注射の接種部位

年齢	注射部位
乳児	大腿前外側部 中1/3
幼児	上腕伸側の三角筋中央部または上腕後外側部下1/3部位
小児〜成人	上腕伸側の三角筋中央部または上腕後外側部下1/3部位

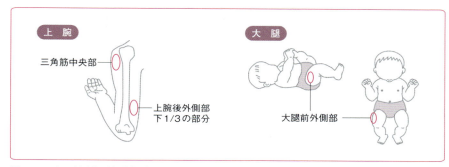

図6-1 皮下注射の接種部位

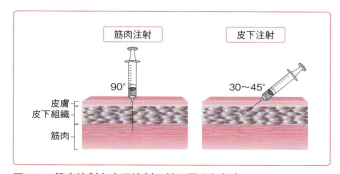

図6-2 筋肉注射と皮下注射の針の深さと角度

2 » 皮下注射

　　針の刺入角度は，皮膚に対して45度．接種部位は大腿前外側部か，上腕伸側がよい（表6-2）．

　　橈骨神経は上腕伸側の中1/3において背側から上腕の外側を回って腹側へ斜めに下降するため，図6-1[2]の通り三角筋中央部または上腕後外側部下1/3が適切な接種部位である．皮下接種後の局所反応（発赤・腫脹・硬結）を減らすためには，接種部位を浅くではなく，深めにしたほうが局所反応は少なくなる（図6-2）．

I章 ● 総 論

 痛くない接種方法

　小児にワクチンを接種する際には，痛みを感じにくくする方法として抱き方や気を紛らわせる方法がある[3]．

　成人では以下の方法によって，接種時の痛みを感じにくくすることができる[4,5]．

■被接種者（患者）にできること
　1．背筋を伸ばして座る
　2．深呼吸，または息止め，軽い咳などで気晴らしをする
　3．あらかじめ局所麻酔テープを接種部位に貼付しておく

■接種者にできること
　1．同時接種のときは，一番痛いワクチンを最後にする
　2．プランジャー（内筒）を引かない．逆血確認は不要
　3．ワクチンを素早く注入する，刺入中は針の先を動かさない
　4．筋注は筋肉内に打つ
　　　一般的に不活化ワクチンを皮下に打つと痛い
　　　「皮下注」表示の不活化ワクチンは，深めの皮下に接種する方が痛くなく，腫れにくい
　5．接種後に接種部位を圧迫する
　6．気を紛らわせるように話しかけ，笑顔で接種する（怖い顔で打つと痛く感じるため）

■接種時にしても鎮痛効果がないもの
　1．ワクチンを温める
　2．経口鎮痛薬の内服
　　　ただし，接種後数日間の痛みや熱には，経口解熱鎮痛薬を内服することで症状を緩和できる

 接種後の注意点

　ワクチン接種後は接種部位を揉む必要はない．揉んでも免疫獲得への影響に差がなく，推奨されていない．

　まれではあるが，アナフィラキシーなど重篤かつ緊急的な対応が必要な副反応は，接種後30分以内に生じることが多いため，院内で30分間待機して体調を観察し，30分後に体調に異常がないことを確認してから帰宅させる[5]．

　とくに，年長児以降，思春期，成人に接種する場合は，血管迷走神経反射による失神が起こる可能性がある．接種直後は背もたれのある椅子にゆっくり腰かけて様子をみる．注射に際してとくに緊張している場合や，これまでに気分が悪くなったことがある場合は，あらかじめベッドに横になった姿勢で接種する．血管迷走神経反射は痛みなどの刺激によって自

接種方法　皮下注と筋注

表6-3　接種後の一般的注意事項

①予防接種を受けたあと30分間程度は，医療機関で様子を観察する
②接種部位は清潔に保つ．当日の入浴は可能．接種部位を強くこすることは避ける
③当日は，水泳・マラソンなどの激しい運動は避ける
④接種後に体調変化があった場合は速やかに医師の診察を受ける

（文献6）より作成）

律神経が刺激され，全身の末梢血管（血管床）が開き，血圧や心拍数が低下する生理反応で，冷汗，気分不良，悪心，顔面蒼白などの症状が現れるが，臥位でしばらく休むことで回復する．

　接種する医療機関はアナフィラキシーショックなどへの対応ができるように，日ごろから救急処置物品を用意しておき，スタッフにも緊急時対応を周知しておくことが望ましい（**表6-3**）[6]．

　ワクチンを接種後は接種記録をカルテに残す．本人にも接種記録を渡し，一生大切に保管するように伝える．

　大人は母子手帳をもっていないことが多いが，母子手帳があれば，接種記録を1ヵ所にまとめて保管するため母子手帳に記入する．古い母子手帳は予防接種欄のページが少ないため，新しい紙を貼ってページを増やすとよい．母子手帳がない場合は，接種に関する必要事項を書いた用紙を渡す（記録の残し方については次項を参照）．

参考文献

1) CDC：Vaccine Administration, General Best Practice Guidelines for Immunization: Best Practices Guidance of the Advisory Committee on Immunization Practices（ACIP）.
https://www.cdc.gov/vaccines/hcp/acip-recs/general-recs/administration.html?fbclid＝IwAR3ZX8J7GOGHUET0wZuCUwJRTeELp9l2go_RrJ7FYnqhi-LJeFaOkfhlqkk

2) 日本小児科学会：日本小児科学会の予防接種の同時接種に対する考え方．

3) Taddio A, Appleton M, Bortolussi R, et al：Reducing the pain of childhood vaccination：an evidence-based clinical practice guideline. CMAJ, 2010, 182（18）：E845-855, 2010.

4) WHO：Reducing pain at the time of vaccination: WHO position paper；September 2015, 90（39）：505-516, 2015.

5) Taddio A, McMurtry CM, Shah V, et al：Reducing pain during vaccine injections：clinical practice guideline. CMAJ, 187（13）：975-982, 2015.

6) 日本ワクチン産業協会：予防接種に関するQ&A集．

（中山久仁子）

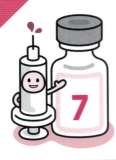

Ⅰ章●総　論

7 記録の残し方

はじめに

　免疫は生体防御に重要であるが，通常目に触れるものではない．そこで予防的観点から免疫の記録が必要となる．本項では，ワクチン接種の記録に関して記録を残すうえで重要なことを過去の事例も含め述べる．

 なぜワクチン接種の記録が必要か

　ワクチン接種において，接種それ自体と同様に重要なのが接種した記録を残すことである．ワクチン接種記録が必要である理由は以下の5つがあげられる．

---

①**免疫記録**

前提として，接種した記録がないと事実の確認が不可能である．とくに，乳幼児期から小児期・思春期にかけての年代では成長・発達とともに計画的に感染症予防を行う．さらに，感染リスクが高い活動(渡航，進学，医療系の実習や入職)を行う前に免疫記録の確認が必要である．

②**接種前の確認**

接種前にどのワクチンか確認することは，誤接種の予防につながる．

③**接種後の確認**

どのワクチンを接種したか確認するために最も正確な手段は，予防接種台帳と照合することである．予防接種台帳は定期接種のみに限られるが，各市町村で最低5年間保存されるため，その期間内であれば照合可能である．

④**有害事象発生の際に救済のための確認**

⑤**パンデミック時の優先的接種の際に適応確認**

　以上の理由のため，接種記録が必要であり，医療機関側による診療記録(カルテ)以外に，保護者・本人や行政の立場にとって必要である．

また，渡航する前に免疫保持しているかどうかの確認として，予防接種証明書を渡航先から要求される．そのため，過去の接種歴を記載して提出する必要がある[1]．接種日は，アメリカ式では月，日，年の順番で記載し，イギリス式では日，月，年の順番で記載するのが一般的である．たとえば2019年4月15日であれば，4/15/2019と記載するのがアメリカ式，15/4/2019と記載するのがイギリス式である[1]．さらに接種内容に関しては，国ごとに要求するワクチン接種の種類や接種回数は異なる．これはこちら側の事情は一切受け付けないのが通例であり，接種できない理由のある場合は免除申請用の手紙（immunization waiver）が必要になるため注意が必要である．さらに，同じ国でも州や施設ごとに要求する項目は異なる．接種日の記録がなければ証明書発行が不可能の場合もある．

 ワクチン接種の記録において重要な点

このようにさまざまな事情で必要となるワクチン接種の記録であるが，国内において保護者や本人の立場で主に接種記録を担っているのは母子健康手帳である．母子健康手帳に関しての詳細は拙稿に記されている[2]．ワクチン接種の記録において重要なのは，以下に記す4W1Hである．

> What：何のワクチンを，どのメーカーの，どの製造番号で
> When：何年何月何日に
> Where：どの施設で
> Who：どの医師が
> How：どの部位に，どの接種方法で，どれだけの薬液量を

"Why"が記されていないのは，「なぜワクチン接種するか」というのは，接種する前段階で検討する事項だからである．

実際の母子健康手帳の記載欄は，厚生労働省のホームページに示されている．また，記入方法の参考として，著者が過去に自身の子へ接種した際の記録（図7-1）をあげる．

母子健康手帳だけではなく診療記録にも接種記録を記載することが重要である．なぜなら，母子健康手帳は医療機関に残されないからである．母子健康手帳の内容と診療記録の内容とは矛盾があってはならない．また，ワクチンの製造番号（ロット番号）は数枚組のシールとしても印刷されているため，母子健康手帳などの各記録媒体に貼付される場合が多い．

ワクチンの製造番号が実際に有用だったわが国での事例を紹介する[3]．この事例では，後方視的にワクチン品質にかかわる問題が発生した．2001年に麻しんが流行した際に，2000年に千葉血清社製麻しんワクチンを接種された者の麻しん感染率が高いという疑念が起こった．具体的な調査の結果，同ワクチンに関しては接種後の一次ワクチン不全率が高かった．同ワクチン接種の内訳として，沖縄県では140人中25人（18％）の児が抗体陰性であり，千

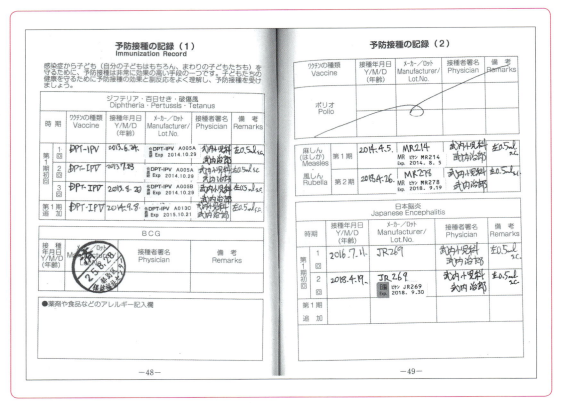

図7-1 母子健康手帳へのワクチン接種記録の例

葉県では15人中2人(13%)の児(接種後14および17ヵ月後)に抗体上昇を認めなかった．続いて，2006〜2007年に麻しんが流行した際にも同様の問題が発生した．須賀市内の麻しん患者31人のうち，27人が千葉血清社製の麻しんワクチンであった．とくに，ロットがC5-1，C5-3，C4-7であるワクチンの接種者が多数と判明した．千葉血清社は2002年3月に閉鎖となり，この問題は結局，具体的な対応策は取られなかった．麻しん患者のワクチン接種内容の内訳だけでは接種したワクチンの効果を推測することはできない．しかし，ワクチン接種の記録に記された内容からどの会社による製品のワクチンか，さらにそのワクチンはどの製造番号(ロット)か突き止めることは，ワクチン一次不全の原因を推定することに貢献した．今後もこういったワクチン一次不全疑いの問題に備える意味でも接種記録は必要である．

 国際的なワクチン接種記録

最後に，国際的に認められるワクチン接種記録について述べる．World Health Organization (WHO)が2005年にInternational Certificate of Vaccinationを作成しており，WHOのホームページから購入可能となっている．参考までに，費用は20部につき運送費別で＄25.00

7 記録の残し方

INTERNATIONAL CERTIFICATE* OF VACCINATION OR PROPHYLAXIS

شهادة تطعيم أو توقية دولية *

This is to certify that [name] / Nous certifions que [nom] .... نشهد بأن

date of birth / né(e) le .... **sex** / de sexe .... المولود في .... الجنس

nationality / et de nationalité .... الجنسية

national identification document, if applicable / document d'identification national, le cas échéant

صاحب الوثيقة التالية التي تثبت هويته، إذا كانت متاحة،

whose signature follows / dont la signature suit .... والذي يرد توقيعه في هذا الموضع

has on the date indicated been vaccinated or received prophylaxis against: (name of disease or condition) / a été vacciné(e) ou a reçu des agents prophylactiques à la date indiquée contre: (nom de la maladie ou de l'affection)

قد طُعم، في التاريخ المذكور في هذه الشهادة أو تلقى وسيلة للتوقية ضد: (المرض أو الحالة التالية)

in accordance with the International Health Regulations. / conformément au Règlement sanitaire international.

وذلك طبقاً لأحكام اللوائح الصحية الدولية.

Vaccine or prophylaxis Vaccin ou agent prophylactique اللقاح أو وسيلة التوقية	Date Date التاريخ	Signature and professional status of supervising clinician Signature et titre du clinicien responsable توقيع المسؤول السريري المشرف ووظيفته	Manufacturer and batch no. of vaccine or prophylaxis Fabricant du vaccin ou de l'agent prophylactique et numéro du lot الشركة المنتجة للقاح أو وسيلة التوقية ورقم التشغيلة	Certificate valid from: until: Certificat valable à partir du : jusqu'au : هذه الشهادة صالحة ابتداءً من: حتى:	Official stamp of the administering centre Cachet officiel du centre habilité الخاتم الرسمي لمركز التطعيم
1.					
2.					
3.					

* Requirements for validity of certificate on page 2.
Voir les conditions de validité à la page 3.

* انظر شروط الصلاحية في الصفحة 2

図7-2 International Certificate of Vaccinationにおけるワクチン接種記録

である．International Certificate of Vaccinationは元々，黄熱ワクチンの接種記録を確認するための国際証明書だったが，ほかのワクチン接種も**図7-2**のように記録できる．

おわりに

　ワクチンを接種した事実の確認のためには記録が重要である．主な記録媒体は，カルテ（診療記録）と母子健康手帳，自治体の予防接種台帳（定期接種のみ）である．また，渡航する際の予防接種記録として，予防接種証明書やInternational Certificate of Vaccinationが必要となる（予防接種証明書の書き方についてはp.196参照）．接種記録に最低限必要な情報は，接種した日時，ワクチンの種類，医療機関・医療者の名前である．

参考文献

1) 近 利雄：入出国で要求されるワクチン接種証明書. The Art of Travel and Global Health トラベル＆グローバルメディスン：渡航前から帰国後・インバウンドまで, 第1版, 近 利雄, 三島伸介, 南山堂, 東京, 157-158, 2017.
2) Takeuchi J, Sakagami Y, Perez RC：The mother and child health handbook in Japan as a health promotion tool：An overview of its history, contents, use, benefits, and global influence. Glob Pediatr Health, 3：2333794X16649884, 2016.
3) 原木真名, 太田文夫：千葉市麻しん全数把握サーベイランスの報告の精度―千葉血清麻しんワクチン不全ロットの問題―. 外来小児科, 11 (3)：353-358, 2008.

（武内治郎）

Ⅰ章●総　論

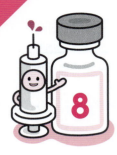

副反応と救済制度

 副反応とは？

　これを読んでいる方は「有害事象」、「副作用」、「副反応」の使い分けができるだろうか．「有害事象」や「副作用」は，ワクチンを含む医薬品や放射線治療などの医療行為に関連して使用され，「副反応」はワクチン接種に関連した事象に限定して使用される．いずれも「ワクチン接種をしたあとに起こった症状」に対して使用される用語であるが，しばし混同されている．とくに一般の方やメディアでは誤解して使用・理解されていることがあるため，注意が必要である．

1 » 有害事象

　因果関係の有無を問わず，医薬品の投与（ワクチン接種など）や手術など医療行為を受けたあとに患者（被接種者）に生じた医療上のあらゆる好ましくない出来事のこと．つまり，医療行為と有害事象との間には**前後関係はある（時間的に関連がある）**が，**因果関係の有無は問わない**ということになる．そのため有害事象には，ワクチン接種後に**偶然（または別の原因で）**生じた出来事も含まれる．しばしば，この時間的な前後関係をただちに因果関係であるかのようにメディアがミスリードしたり，一般の方がそのように誤解していることに注意する．

2 » 副作用

　治療や予防のために用いる医薬品の主な作用を主作用というが，主作用と異なる作用を副作用という．広義の副作用（side effect）には，人体にとって有害な作用と有害でない（肯定的な，好ましい）作用の両方を含む．一般的には，医薬品による副作用に対しては，有害な作用である狭義の副作用（adverse drug reaction）を用いる．副作用は医薬品の「作用」であるため，医薬品と副作用（による症状）の間には，**因果関係がある**ということになる．

3 » 副反応

ワクチン接種の目的は，ワクチン接種によって免疫反応を起こし，対象となるVPD（vaccine preventable diseases）に対する免疫を付与することである（ワクチン接種の主作用）．一方，ワクチン接種に伴う，免疫の付与以外の反応や接種行為による有害事象を副反応という．言い換えると副反応とは「ワクチン接種による（狭義の）副作用と接種行為が誘因となった有害事象」のことである．したがって，ワクチン接種と副反応の間には**因果関係がある**ということになる（図8-1）．

副反応・有害事象の要因と症状を表8-1に示す．一般的な不活化ワクチンの副反応として，接種した抗原・アジュバンドやワクチン構成成分などで誘起された炎症による局所反応（発赤，硬結，疼痛など）や全身反応（発熱，発しんなど）がある．また，まれ（数10万～100万分の1の確率）だが重篤な副反応として，アナフィラキシーや血小板減少性紫斑病，脳炎・脳症などがある．医療従事者はこれらの副反応について，事前に被接種者や保護者に説明を行う．とくに頻度の高い一般的な副反応については，症状出現時の対応（表8-2）[1]まで含めて説明するべきである．また，接種後のアナフィラキシー（Ⅰ型アレルギー）などに対応するため，接種後30分は院内で経過観察を行う．生ワクチンでは，弱毒化したワクチン株による感染（病原性の再獲得）によって生じる副反応がある．局所の発赤や発熱などの高頻度な副反応（表8-3）[1]は，軽微な症状であるため，単独では予防接種後副反応疑い報告基準（後述）

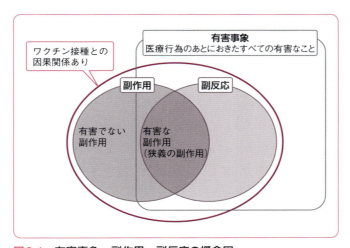

図8-1　有害事象，副作用，副反応の概念図

表8-1　有害事象，副作用，副反応の違い

	概　要	因果関係	前後関係
有害事象	医療行為のあとに生じた医療上のあらゆる好ましくない出来事	有無を問わない	あり
副作用	医薬品の主作用と異なる作用 ・広義：有害の有無を問わない作用 ・狭義：有害な作用	あり	あり
副反応	ワクチン接種による（狭義の）副作用と接種行為が誘因となった有害事象	あり	あり

表8-2 副反応・有害事象の要因と症状

ワクチン製剤の成分に起因する副反応
- アジュバンドなどによる炎症反応：局所の発赤，腫脹
- ワクチン株（生ワクチン）由来の病原性の再獲得：ムンプスによる耳下腺腫脹など
- アレルギー反応：アナフィラキシー（I型アレルギー）など
- 成分に対する免疫応答との関連が疑われる事象：ギラン・バレー症候群，血小板減少症など

ワクチン製剤の品質不備に起因する問題
- トキシンの無毒化不備：ジフテリア予防接種禍事件（1948年）
- ウイルスの不活化不備：ポリオ カッター事件（1955年）

接種行為や誤接種に伴う有害事象
- 疼痛や恐怖心による失神
- 無菌操作の破綻：局所の感染，菌血症など
- ワクチンの保管や準備段階でのエラー：膿瘍，ワクチン不全
- 接種内容・方法の間違い：局所反応増強，神経障害
- 接種不適当者への接種：避けられた副反応

（文献1）より改変）

表8-3 高頻度な副反応の経過と対応

	局所の発赤・腫脹・硬結	発熱
頻度・経過	・ワクチンにより30～60％程度 ・24時間以内に出現 ・発赤・腫脹は3～4日で消失 ・硬結は徐々に軽快するが1ヵ月後も残存することあり	・ワクチンにより数～50％程度 ・24～48時間以内に出現 ・48時間以内に軽快する
対 応	・原則として治療は必要ない ・なるべく皮下深く接種 ・同一ワクチンの次回接種時には接種部位をかえる ・接種に伴う皮下膿瘍を鑑別（極めてまれ）	・冷却，アセトアミノフェン投与 ・ほかの原因を鑑別する

（文献1）より改変）

における医療従事者の報告義務規定にはあたらない．

　なお，マスメディアやソーシャルメディア（SNS）を介して，ワクチンと自閉症との関連などのワクチンの安全性に関するデマが流布することがある．これらのデマを放置することなく，医療関係者には一般の方へ正しい情報の提供を行うとともにワクチンやその安全性に対する不安に向き合う真摯な姿勢が求められる．

予防接種後副反応疑い報告制度とは

　予防接種後副反応疑い報告制度とは，予防接種法に基づき，医師などが予防接種を受けた者が一定の症状を呈していると知った場合に，厚生労働大臣に報告しなければならない（報告義務がある）制度である．予防接種後に生じる種々の身体的反応や副反応疑いについて情報を収集し，ワクチンの安全性について管理・検討を行い，国民に情報を提供すること，および今後の予防接種行政の推進に資することを目的としている．

　本制度は，2013年の法改正により大幅に変更され，2014年11月から副反応疑い報告（予

表8-4　報告基準の例（一部抜粋）

対象疾患		症　状	発症までの時間	左記の「その他の反応」を選択した場合の症状	
ジフテリア 百日咳 急性灰白髄炎 破傷風	1 2 3 4 5	アナフィラキシー 脳炎・脳症 けいれん 血小板減少性紫斑病 その他の反応	4時間 28日 7日 28日 —	a b c d e	無呼吸 気管支けいれん 急性散在性脳脊髄炎（ADEM） 多発性硬化症 脳炎・脳症
麻しん 風しん	1 2 3 4 5 6	アナフィラキシー 急性散在性脳脊髄炎 （ADEM） 脳炎・脳症 けいれん 血小板減少性紫斑病 その他の反応	4時間 28日 28日 7日 28日 —	f g h i j k l m	脊髄炎 けいれん ギラン・バレー症候群 視神経炎 顔面神経麻痺 末梢神経障害 知覚障害 血小板減少性紫斑病
ヒトパピローマ ウイルス感染症	1 2 3 4 5 6 7	アナフィラキシー 急性散在性脳脊髄炎 （ADEM） ギラン・バレー症候群 血小板減少性紫斑病 血管迷走神経反射（失神を 伴うもの） 疼痛または運動障害を中 心とする多様な症状 その他の反応	4時間 28日 28日 28日 30分 — —	n o p q r s t u v w x	血管炎 肝機能障害 ネフローゼ症候群 喘息発作 間質性肺炎 皮膚粘膜眼症候群 ぶどう膜炎 関節炎 蜂巣炎 血管迷走神経反射 a〜w以外の場合は前項の「症状名」に記載

（文献2）より改変）

防接種法）と医薬品・医療機器等安全性情報報告（医薬品医療機器等法）は報告先が独立行政法人 医薬品医療機器総合機構（PMDA：Pharmaceuticals and Medical Devices Agency）に一元化され，報告義務が簡素化された．

1 》 報告対象

i 定期接種の場合

　予防接種法（施行規則第5条）に基づいて報告基準が定められており，ワクチン（対象疾患）ごとに報告すべき症状，症状発生までの時間（期間）が規定されている（**表8-4**）[2]．この報告基準にある症状（「その他の反応」を除く）について，それぞれに定められている時間までに発症した場合は，**因果関係の有無を問わず**，報告することが義務づけられている．「その他の反応」については①入院，②死亡または永続的な機能不全に陥るおそれがある場合で，それが予防接種との因果関係が疑われる症状について報告する．また，報告基準にある症状でこの時間を超えて発生した場合であっても，因果関係が疑われる症状については「その他の反応」として報告する．

ii 任意接種の場合

　定期接種の場合のような報告基準はなく，医師などは予防接種後副反応疑い報告書（**図8-2**）[2]に症状名を記載する．

（別紙様式1）

報告先：(独)医薬品医療機器総合機構
FAX番号：0120－176－146

予防接種後副反応疑い報告書

予防接種法上の定期接種・任意接種の別　□　定期接種　□　任意接種

患者（被接種者）
氏名又はイニシャル（定期の場合は氏名、任意の場合はイニシャルを記載）　性別　1 男　2 女　接種時年齢　歳　月
住所　都道府県　区市町村　生年月日　T S H　年　月　日生

報告者
氏名　1 接種者　2 主治医　3 その他（　）
医療機関名　電話番号
住所

接種場所
医療機関名
住所

ワクチン
ワクチンの種類（②〜④は、同時接種したものを記載）　ロット番号　製造販売業者名　接種回数
①　① 第　期（　回目）
②　② 第　期（　回目）
③　③ 第　期（　回目）
④　④ 第　期（　回目）

接種の状況
接種日　平成　年　月　日　午前・午後　時　分　出生体重　グラム（患者が乳幼児の場合に記載）
接種前の体温　度　分　家族歴
予診票での留意点（基礎疾患、アレルギー、最近1か月以内のワクチン接種や病気、服薬中の薬、過去の副作用歴、発育状況等）
1 有
2 無

症状の概要
症状　定期接種の場合で次頁の報告基準に該当する場合は、ワクチンごとに該当する症状に○をしてください。
報告基準にない症状の場合又は任意接種の場合（症状名：　）
発生日時　平成　年　月　日　午前・午後　時　分
本剤との因果関係　1 関連あり　2 関連なし　3 評価不能　他要因（他の疾患等）の可能性の有無　1 有　2 無
概要（症状・徴候・臨床経過・診断・検査等）
○製造販売業者への情報提供：1 有　2 無

症状の程度
1 重い →　1 死亡　2 障害　3 死亡につながるおそれ　4 障害につながるおそれ
5 入院（病院名：　医師名：
平成　年　月　日入院／平成　年　月　日退院）
6 上記1〜5に準じて重い　7 後世代における先天性の疾病又は異常
2 重くない

症状の転帰
転帰日　平成　年　月　日
1 回復　2 軽快　3 未回復　4 後遺症（症状：　）　5 死亡　6 不明

報告者意見

報告回数　1 第1報　2 第2報　3 第3報以後

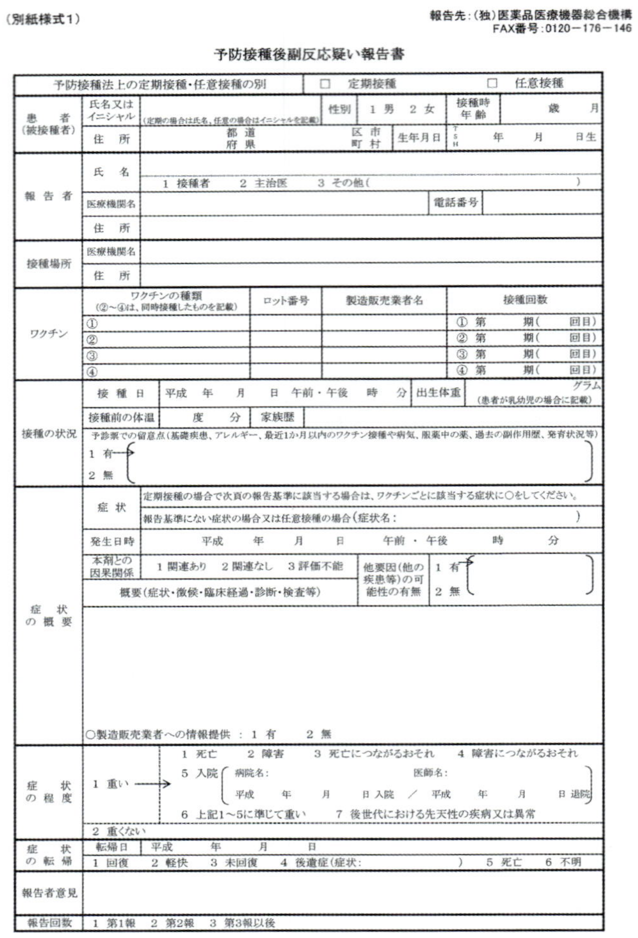

図8-2　予防接種後副反応疑い報告書　（文献2）より）

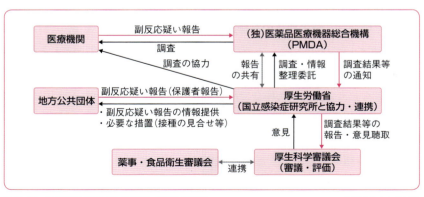

図8-3　予防接種後副反応疑い報告の流れ　（文献4）より改変）

表8-5　予防接種後の健康被害救済制度の違い

	定期接種の場合	任意接種の場合
制度名と法律	予防接種健康被害救済制度（予防接種法）	医薬品副作用被害救済制度または 生物由来製品感染等被害救済制度（独立行政法人医薬品医療機器総合機構法）
給付の請求者	本人または家族	本人または家族
申請窓口	市町村	独立行政法人 医薬品医療機器総合機構（PMDA） 電話番号：0120-149-931
給付額（死亡時）	4,400万円※（A類疾病における死亡一時金）	約733万円※（遺族一時金）

＊：2019年4月1日時点.

2》 報告方法

予防接種後副反応疑い報告書（**図8-2**）を厚生労働省サイト[2]よりダウンロードし記入，または国立感染症研究所サイトより入力アプリ[3]をダウンロードし報告書PDFを作成，印刷しPMDAへFAX（FAX番号：0120-176-146）にて送信する．報告の流れを**図8-3**[4]に示す．

C 健康被害救済制度

予防接種は，個人および社会を感染症から守るために重要な予防的措置であるが，ほかの医薬品と同様に関係者がいかに注意を払っても，極めてまれではあるが不可避的に健康被害が起こりうる．そのため，予防接種によって健康被害を受けた方に対する特別な配慮が必要であることから救済制度が設けられている[5, 6]．ワクチン接種後の健康被害に対する公的な救済制度は，定期接種の場合と任意接種の場合で制度が異なる（**表8-5**）．いずれの場合も給付の請求者は健康被害を受けた本人や家族であるが，医師は診断書や証明書の作成に協力する．ワクチン接種と健康被害との間に因果関係が認められた場合に救済給付が実施される．給付の種類には，①医療機関での治療に要した医療費や医療手当（医療を受けるために要した諸費用），②障害が残った場合の障害児養育年金または障害年金，③死亡時の葬祭料および一時金，遺族年金があるが，各制度によって給付額は大きく異なる．なお，国内未承認ワクチン（輸入ワクチン）に対しては，輸入業者が独自の補償制度を設定している場合もあるが，これらの公的な制度は適応されないことに注意する．

1》 定期接種の場合：予防接種健康被害救済制度

予防接種健康被害救済制度は，予防接種法に基づく公的な制度である．予防接種法に基づく予防接種（定期接種）を受けた方に健康被害が生じた場合，その健康被害が接種を受けたものであるかどうかを疾病・障害認定審査会で個別に審査し，ワクチンによる健康被害と厚生労働大臣が認定したときは，市町村により給付が行われる．

なお，健康被害について賠償責任が生じた場合であっても，その責任は市町村，都道府県または国が負うものであり，当該医師は故意または重大な過失がない限り，責任を問われるものではない．

2» 任意接種の場合：医薬品副作用被害救済制度および生物由来製品感染等被害救済制度

　医薬品副作用被害救済制度および生物由来製品感染等被害救済制度は，独立行政法人医薬品医療機器総合機構法(PMDA法)に基づく公的な制度である．これらの制度は，医薬品などを適正に使用したにもかかわらず発生した副作用による入院が必要な程度の疾病や日常生活が著しく制限される程度の障害などの健康被害を受けた方に対して，医療費などの給付を行い，被害を受けた方の迅速な救済(民事責任との切り離し)を図ることを目的としている．どちらの制度が適用されるかは健康被害の内容や原因によって異なるが，申請窓口はいずれもPMDAであるため，患者や家族から健康被害の相談を受けた際にはPMDAの相談窓口(電話番号：0120-149-931)を紹介する．

参考文献

1) 厚生労働省：予防接種後の有害事象．予防接種基礎講座．
https://www.mhlw.go.jp/file/06-Seisakujouhou-10900000-Kenkoukyoku/0000167047.pdf
2) 厚生労働省：予防接種後副反応疑い報告書(別紙様式1)．
https://www.mhlw.go.jp/bunya/kenkou/kekkaku-kansenshou20/hukuhannou_houkoku/dl/youshiki_01.pdf
3) 国立感染症研究所：「予防接種後副反応疑い報告書」入力アプリ．
https://www.niid.go.jp/niid/ja/vaccine-j/6366-vaers-app.html
4) 予防接種後副反応疑い報告制度．
https://www.mhlw.go.jp/bunya/kenkou/kekkaku-kansenshou20/hukuhannou_houkoku/(厚生労働省)
http://www.pmda.go.jp/safety/reports/hcp/prev-vacc-act/0003.html(独立行政法人 医薬品医療機器総合機構)
5) 厚生労働省：予防接種健康被害救済制度．
http://www.mhlw.go.jp/bunya/kenkou/kekkaku-kansenshou20/kenkouhigai_kyusai/
6) 独立行政法人医薬品医療機器総合機構(PMDA)：医薬品副作用被害救済制度．
https://www.pmda.go.jp/relief-services/adr-sufferers/0001.html(制度の概要)
https://www.pmda.go.jp/files/000226353.pdf(医療関係者向け)
http://www.pmda.go.jp/kenkouhigai_camp/index.html(一般の方向け)
7) Protkin SA, Orenstein WA, Offit PA, et al：Plotkin's Vaccines 7th Ed, Elsevier, Amsterdam, 2018.
8) 日本小児科学会：日本小児科学会の「知っておきたいわくちん情報」予防接種の副反応と有害事象．
https://www.jpeds.or.jp/uploads/files/VIS_04hukuhannou.yuugaijisyou.pdf
9) 藤岡雅司, 田原卓宏(編)：予防接種マネジメント．中山書店, 東京, 2013.

(坂西雄太)

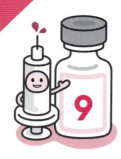

Ⅰ章 ● 総論

9 予防接種の制度と法令

A 予防接種は国家政策

どこの国家もなんらかの形で国民に予防接種を提供しており，それらは国家政策として実施されている．なぜならば，予防接種の利益は接種された本人だけでなく国民全体に及び，接種しない人が増えれば国民全体が感染症の脅威にさらされるためである．

したがって，予防接種を学んで実践するには，その医学的性質だけでなく，国家政策として予防接種がどのように決定され提供されるのかも同時に知る必要がある．

予防接種は純粋な医学だけでなく，法令・政策との両輪で成り立っているのである．

B 日本の予防接種関連法令

日本の法令は**表9-1**のような構造になっている．

通常は法律，政令，省令の3者を総称して「法令」と呼ぶ．

法令の全文は電子政府サイト「e-Gov（イーガブ）」で閲覧することができる．

電子政府の総合窓口 e-Gov
https://www.e-gov.go.jp/

表9-1 日本の法令の構造

法令等	決定機関	説明
憲法	国会及び国民投票	
法律	国会	個別の政策の根本を規定「○○法」「○○に関する法律」
政令	内閣	法律の詳細のうち複数省庁に関連することを規定「○○法施行令」
省令	担当大臣	法律の詳細のうち所管省庁の権限内のものを規定「○○法施行規則」「○○法実施規則」
告示	内閣，担当大臣，省庁外局など	法令に基づく政策実施の具体について，官報を通じて国民に周知するもの　一般に法的拘束力はないが，一部は法令に準ずる法的性質をもつ
通知	省庁外局，各省部局など	法令に基づく政策実施の具体について，関係団体に対して個別に周知するもの　法的拘束力はない

Ⅰ章 ● 総 論

表 9-2　予防接種に関する法令等

法令等	名 称	説 明
法 律	予防接種法	定期予防接種の根本を規定する • 定期予防接種の義務 • 定期予防接種対象の感染症 • 定期予防接種の実施主体 ※定期予防接種ではないもの（いわゆる任意接種）は本法では規定されない
	薬機法（医薬品，医療機器等の品質，有効性及び安全性の確保等に関する法律）	薬剤としてのワクチンの根本を規定する いわゆる任意接種ワクチンについては薬機法のみが所管法
政 令	予防接種法施行令	定期予防接種の下記詳細を規定する • 一部の定期予防接種対象の感染症 • 定期予防接種の対象者 • 定期予防接種による健康被害救済
省 令	予防接種法施行規則	定期予防接種の下記詳細を規定する • 一部の定期予防接種の対象者 • 定期予防接種の接種不適当者 • 定期予防接種による健康被害救済の具体
	予防接種実施規則	定期予防接種の下記詳細を規定する • 定期予防接種の接種スケジュール
告 示	予防接種基本計画	予防接種法に基づいて，今後の予防接種に関する国の中長期的な方針を示す
	個別予防接種推進指針	予防接種法に基づいて，定期予防接種のうちとくに接種を推進すべき感染症について具体的な指針を示す
	生物学的製剤基準	薬機法に基づいて，生物学的製剤としてのワクチンの製法の詳細を示す
通 知	定期予防接種実施要領	定期予防接種の実施主体である市町村に対して，より細かなマニュアルを示す
	個別に各種多数	法令や告示の改正，接種の推進，予防接種事故防止，災害時対応等の個別具体的な事案について，その都度関係する団体（医師会等）に周知する

　予防接種に関係する法令などは**表 9-2**のとおりである．

　これらのうち，最も根幹となるのが「予防接種法」である．その第 1 条で同法の目的を次のように定めている．

予防接種法 第 1 条（目的）

　この法律は，伝染のおそれがある疾病の発生及びまん延を予防するために公衆衛生の見地から予防接種の実施その他必要な措置を講ずることにより，国民の健康の保持に寄与するとともに，予防接種による健康被害の迅速な救済を図ることを目的とする．

　次に第 2 条第 2 項と第 3 項において，同法が対象とする感染症を「A 類疾病」，「B 類疾病」の 2 種類に分け，同法および下位の予防接種法施行令（政令）で対象感染症を定めている．

予防接種法 第2条第2〜3項，予防接種法施行令 第1条及び第1条の2で定められている2種類の疾病類型	
A類疾病	ジフテリア，百日咳，ポリオ(急性灰白髄炎)，麻しん，風しん，日本脳炎，破傷風，結核，Hib感染症，小児肺炎球菌感染症，HPV感染症，水痘，B型肝炎，天然痘(痘瘡)*
B類疾病	季節性インフルエンザ，高齢者肺炎球菌感染症

＊1980年に地球上から根絶されたが，流出ウイルス株による生物テロに備えるため法律上定められている．

そして第5条第1項によって「市町村長は保健所長の指示を受けてA類疾病と一部のB類疾病に対して予防接種を行う義務がある」と定め，これを第2条第4項第1号において「定期の予防接種」と定義している．

すなわち，「定期予防接種」とは，法令が定めた感染症に対して，市町村が実施義務を負う制度である．

予防接種法 第5条第1項
市町村長は，A類疾病及びB類疾病のうち政令で定めるものについて，当該市町村の区域内に居住する者であって政令で定めるものに対し，保健所長(略)の指示を受け期日又は期間を指定して，予防接種を行わなければならない．

予防接種法 第2条第4項第1号
この法律において「定期の予防接種」とは，次に掲げる予防接種をいう． 1　第5条第1項の規定による予防接種

定期予防接種の実施主体は市町村であるが，市町村の担当部局が医師などを直接雇用して提供することは現実的ではない．代わりに市町村から市中の臨床医に接種実務を委託して実施することになるが，各医師と個別に委託契約を結ぶのも煩雑である．そこで，市町村から地域医師会に一括委託し，個々の医師会員が請け負う形態をとることが一般的である．

次に第9条において接種対象者の努力義務を定めている．

この条ではA類疾病について，定期予防接種を受けるよう接種対象者や保護者が「努力せねばならない」と明言している．日本の制度では，定期予防接種は「国が推奨するもの」という位置づけではなく，「受けるよう対象者が努力すべきもの」なのである．

I章 ● 総 論

予防接種法 第9条

1　定期予防接種であってA類疾病に係るもの(略)の対象者は，(略)予防接種を受け
るよう努めなければならない.

2　前項の対象者が16歳未満の者又は成年被後見人であるときは，その保護者は，そ
の者に(略)予防接種を受けさせるため必要な措置を講ずるよう努めなければならない.

（※簡便のため一部文言を改変）

　さてA類とB類の違いそのものを法令では明文化していないが，上記第9条でA類にのみ
努力義務を定めることで，間接的に定義されている. すなわち，A類は義務づけによって対
象者が集団で予防することを求める一方で，B類は義務づけないことによって個人の意向で
接種を選択することを容認している. ただし，これらは集団免疫の有無による分類ではない
ことに留意が必要である(A類の破傷風に集団免疫は存在しない一方で，B類の季節性インフ
ルエンザの集団免疫を示唆する医学研究は多数ある).

　これらの定期予防接種の具体的な対象者は，予防接種法施行令(政令)第1条の3によって
定められている.

予防接種法施行令 第1条の3（市町村長が予防接種を行う疾病及びその対象者）

定期予防接種の疾病は，次の表の上欄に掲げる疾病とし，同項(略)の政令で定める者は，
同表の上欄に掲げる疾病ごとにそれぞれ同表の下欄に掲げる者(略)とする.

ジフテリア	1　生後3ヵ月から生後90ヵ月に至るまでの間にある者 2　11歳以上13歳未満の者
百日せき	生後3ヵ月から生後90ヵ月に至るまでの間にある者
（以下略）	

（※簡便のため一部文言を改変）

　また，感染症ごとの詳細な接種スケジュールは，予防接種実施規則(省令)第9条〜第23
条によって定められている.

> **予防接種法実施規則 第9条**
>
> ジフテリア又は破傷風の第一期の予防接種の初回接種は，DPT-IPV混合ワクチン又はDPT混合ワクチンを20日以上の間隔をおいて3回皮下に注射するか，又は，DT混合トキソイドを20日以上の間隔をおいて2回皮下に注射するものとし，接種量は，毎回0.5ミリリットルとする．
> （以下略）
>
> **予防接種法実施規則 第12条**
>
> 麻しんの第一期の予防接種は，乾燥弱毒生麻しんワクチン又は乾燥弱毒生麻しん風しん混合ワクチンを1回皮下に注射するものとし，接種量は，0.5ミリリットルとする．
> （以下略）

（※簡便のため一部文言を改変）

　以上のとおり，定期予防接種は予防接種法令で定められる制度である．これに対し，いわゆる任意予防接種を同法は対象としておらず，その他に任意予防接種を制度として定めている法もない．薬剤としてのワクチンを薬機法が管轄しているのみである．法令に基づく接種制度がないために「任意」と通称されているのである．

予防接種ガイドライン

　「予防接種ガイドライン」なる冊子が医療機関に毎年配布されている．
　2019年時点では「予防接種ガイドライン等検討委員会」が執筆監修し，内閣府所管の「公益財団法人 予防接種リサーチセンター」が発行している．
　歴史的には，1994年に厚生省保健医療局エイズ結核感染症課（当時）が監修し，厚生省所管の財団法人予防接種リサーチセンター（上記センターの前身）が発行したものが最初である．これは，予防接種健康被害集団訴訟（当時の麻しん風しんムンプス三種混合ワクチンの副反応などによるもの）に対して1992年に東京高裁で下された判決がきっかけであった．この判決では，予防接種や副反応などに関する国から国民などへの周知が不徹底であったと指摘された．これを踏まえ，予防接種法の抜本改正と共に，周知を目的に発行が開始されたという経緯である[1]．その後の省庁再編などにより現在の監修および発行体制となり，予防接種法令や告示の改正などを反映しつつ，毎年発行されている．
　すなわち，予防接種の具体や副反応などについて医療関係者向けに十分な情報提供を行うことを目的に発行されているものであり，エビデンスの批判的吟味に基づく診療ガイドラインとは目的や策定手法が大きく異なることに留意いただきたい．

また，接種対象者や保護者に直接向けた情報提供冊子として，同じ監修および発行元から「予防接種と子どもの健康」という冊子も毎年発行されている．

 日本の定期予防接種の意思決定機関

　上述の予防接種法令を所管するのは厚生労働大臣であるが，定期予防接種の対象疾病や対象者を追加変更するために政令または省令を改正する場合は，「厚生科学審議会」の意見を聞かなければならないことが法第24条に規定されている．

　審議会とは，省庁などが政策を決定・変更する際に，利害関係者や有識者の意見を反映させるための諮問機関であり，所管政策ごとに分科会などが細かく設置されている．予防接種に関しては「厚生科学審議会 予防接種・ワクチン分科会」が設置され，さらに副反応や研究開発などに関する下位の部会も付随している．分科会や部会が大臣宛に出す答申は政策に相当程度反映されるため，厚生労働省本体と共に，日本の予防接種に関する主要な意思決定機関であるといえる．

　分科会などの審議は誰でも傍聴することができ（事前申込みは必要），その議事録や配付資料なども厚生労働省ウェブサイトで公開される．予防接種政策の決定や変更の過程をリアルタイムで確認するにはこれらを参照するとよい．

> 厚生科学審議会の一覧──この中から「予防接種・ワクチン分科会」などを参照
> https://www.mhlw.go.jp/stf/shingi/indexshingi.html#00002420

　また，決定された政策やそれに伴う政令・省令の改正などは，適宜「通知」によって関係団体へ周知される．個々の臨床医の手元には，都道府県などの健康福祉部局宛に通知されたものが，各保健所や地域医師会などを経由して届くのが一般的である．一部の通知は厚生労働省や都道府県のウェブサイトに公開されることもある．

参考文献

1) 加藤達夫：『予防接種ガイドライン』主な改正点に関して．小児科臨床，61 (11)：2115-2134, 2008.

（守屋章成）

Ⅱ章
キャッチアップしたいワクチン

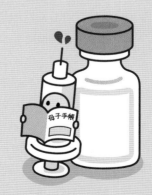

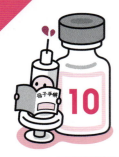

Ⅱ章 ● キャッチアップしたいワクチン

10 麻しん

定期/任意	生/不活化	回　数
小児定期/任意	生 （原則MRワクチンを使用する）	2回

対象者	接種間隔
麻しんに未罹患あるいは罹患歴不明で2回の接種歴のないひと	4週以上

● 疾患について

1）原因となるウイルス：パラミクソウイルス科モルビリウイルス属に属するマイナス一本鎖RNAウイルスの麻しんウイルスである.

2）感染経路：空気感染，飛沫感染，接触感染で感染伝播し，感染力は極めて強い．先進国における基本再生産数（R_0）は12～18とされる[1].

3）症状：約10～12日の潜伏期間の後，発熱，カタル症状（咳，鼻汁等），結膜充血，眼脂等の症状が数日続いた後，口腔粘膜白歯対面に麻しんに特徴的とされるコプリック斑が出現する．コプリック斑は小さく白い粘膜疹で周りに紅暈を認める．コプリック斑が出現する頃，いったん体温が1℃程度下がるが，半日ほどですぐに39℃以上の高熱となり，耳の後ろ近辺から発疹が出現する．その後，発疹は顔面，躯幹，四肢へと1～2日の経過で全身に広がる．麻しんの発疹は，鮮紅色の紅斑で，やや盛り上がり，融合傾向をもつ．健常皮膚面を残すのが特徴である．コプリック斑は発疹が全身に広がる頃には消退していく．発疹期になると，カタル症状はさらにひどくなり，肺炎，中耳炎，クループ，下痢等を合併することが多い．合併症を併発しなかった場合においては，1週間～10日の経過で発疹は色素沈着を残して，消退していく．時に落屑を伴うことがある．麻しんが治癒に向かう頃に，麻しん罹患者の約0.1％に合併するとされる脳炎は，極めて重篤で，麻しんによる死亡原因として肺炎とともに二大死因といわれている．治癒しても重度の後遺症を残すことが多い．また，麻しんに罹患すると，免疫機能抑制状態となり，ツベルクリン反応の陰性化（麻しんアネルギー）や，結核の再燃がみられることもある．罹患後数週間から数ヵ月は，その他の感染症に罹患する頻度も高くなる[2]．麻しんが治癒してから数年～10年程度経ってから発症する亜急性硬

化性全脳炎(subacute screlosing panencephalitis：SSPE)は麻しんウイルスの持続感染による重篤な脳炎で，現在のところ有効な治療法はなく予後不良である．

一方，麻しん含有ワクチンの接種歴があったり，母親からの移行抗体が残存している乳児期前半，ヒト免疫グロブリン製剤を投与した後に感染した場合，症状が典型麻しんより軽い修飾麻しんを発症することがある．修飾麻しんは発熱のみ，発疹のみ，発疹が全身に拡がらない，カタル症状がない，高熱にならないなど，非特異的で，麻しん患者との接触が明らかで，症状が出た時にすぐにPCR法などで検査が行われないと，診断は困難である．修飾麻しんの感染力は典型麻しんに比べて弱く，典型麻しんでは必須となる空気感染対策までは不要である．

4)診断：麻しんは感染症法に基づく感染症発生動向調査では5類感染症全数把握疾患に指定されており，麻しんと臨床診断した場合は，ただちに管轄の保健所に届け出ることがすべての医師に義務づけられている．また，全例の検査診断が求められており，保健所を通して，全国の地方衛生研究所でPCR法による麻しんウイルス遺伝子の検出が行われている．PCR法による検査診断に必要な臨床検体は，発疹出現後すぐ(遅くとも7日以内)の3点セット(EDTA加血，咽頭ぬぐい液，尿)である．麻しん特異的IgM抗体価は発疹出現後4日以降で

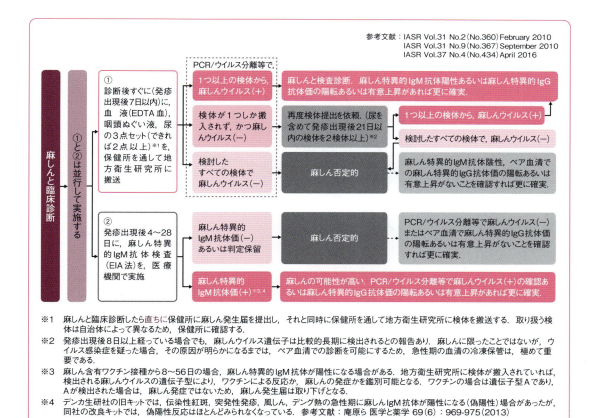

図10-1 最近の知見に基づく麻しんの検査診断の考え方(2016年改定)　　　　　　　　　　　　(文献3)より)

ないとまだ陽性になっていないことが多く，発疹出現後4〜28日に検査する必要がある．急性期と回復期のペア血清で麻しん特異的IgG抗体価の陽転あるいは有意上昇を証明することでも診断は可能であるが，早期診断には使えない．最近の知見に基づく麻しん検査診断の方法を図10-1[3]に示す．

修飾麻しんの場合，麻しん特異的IgM抗体価が陽性になることは少なく，PCR法で麻しんウイルス遺伝子の検出がなされないと診断は困難である．急性期から麻しん特異的IgG抗体価あるいはPA抗体価がすでに高値であることも特徴である（典型麻しんの場合，急性期の麻しん特異的IgG抗体価あるいはPA抗体価は陰性である）．

接種状況と患者数

1）接種状況：2019年4月現在，予防接種法に基づく定期の予防接種（以下，定期接種）では1歳（第1期）と小学校入学前1年間（第2期：6歳になる年度）の2回接種である．第1期の接種率は95％以上で高く維持されているが，第2期の接種率は目標の95％以上を達成できて

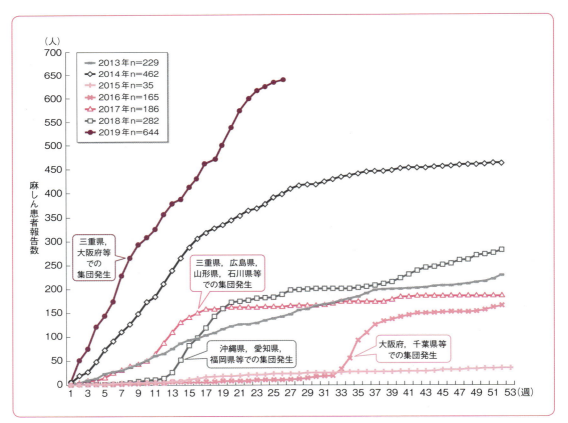

図10-2　麻しん累積報告数の推移（2013〜2019年第26週）
2013〜2017年は年報集計値（確定値），2018年は2019年1月7日時点の集計値（暫定値），2019年は週報速報値（暫定値）．

（文献4）より）

いない．2007年に10～20代を中心に麻しんが全国流行し，2008～2012年度の5年間に限って，中学1年生（第3期）あるいは高校3年生相当年齢（第4期）のいずれかで2回目の接種を原則麻しん風しん混合ワクチン（以下，MRワクチン）で実施されることになり，小児の抗体保有率は高くなった．ただし，接種率は100％ではないため，接種を受けているかどうかは，各自の母子健康手帳などによる記録で確認する必要がある．0歳児への接種は緊急避難的に生後6～11か月で実施されることもあるが，免疫の獲得が不十分なため0歳での接種は接種回数に含めない．麻しん未罹患の場合は，「1歳以上で2回の予防接種の記録」をもつことがまず大切である．大人の接種状況は，接種歴不明が多く，受けていても1回のみの場合が多い．

2）患者数[4]：わが国は2015年3月27日に世界保健機関（WHO）西太平洋地域麻しん排除認証委員会から排除の認定を受けている．2015年は年間累積報告数35人と過去最低の報告数となったが，その後は海外からの輸入例を発端とした地域流行が毎年発生している（**図10-2**）．しかし，2000年代初めあるいは2007～2008年に発生したような大規模な全国流行は発生しなくなった．これは，麻しん含有ワクチンの接種率が高くなったことに加えて，麻しん患者が1人発生した時点で，迅速な積極的疫学調査が保健所を中心に実施されるようになり，速やかな感染拡大予防策が講じられるようになったことが大きいことを忘れてはならない．

2019年は麻しん含有ワクチン未接種の10～20代の者が多く集まる研修会で麻しん患者が

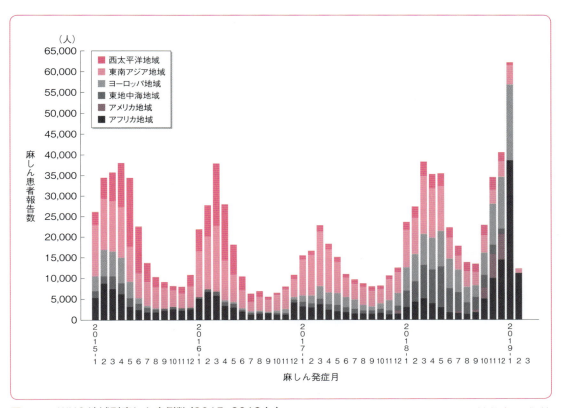

図10-3 WHO地域別麻しん症例数（2015-2019年）　　　　　　　　　　　　　　　　　（文献5）より作成）

発生し，その後50人規模の集団発生になった．また，若年成人を中心とした大規模商業施設での集団発生が報告されており，4月現在，まだ増加傾向が続いている（図10-2）．大人は接種歴無しまたは1回のみ，接種歴不明者が多い．2回接種者でも発症する人がいるが，多くは軽症の修飾麻しんであり，周りへの感染力は弱い．

2019年は世界中で麻しんの患者数が増加しており（図10-3）[5]，海外渡航前に予防接種歴を確認し，受けていない場合は，渡航前の接種が重要となる．厚生労働省検疫所では短期，長期にかかわらず，すべての国への渡航前に麻しんならびに風しんの予防接種を推奨している．

おわりに

大人も自分自身の予防接種歴を母子健康手帳等の記録で確認し，麻しんの罹患歴がなく1歳以上で2回の麻しん含有ワクチンの接種記録がない場合（0歳での接種は回数に含めない）は，必要回数である2回の接種を済ませておくことが重要である．とくに，医療機関，児童福祉機関，教育機関，不特定多数の人と接する職場，海外からの来訪客と接する機会が多い職場に勤務している人は，必ず自分自身の予防接種歴を「記録」で確認して欲しい．また，海外渡航の予定がある人は，渡航前までに2回の接種を完了して欲しい．また，以前罹ったことがあると思っている人は，抗体検査を受けて，それが本当に麻しんであったかを確認して欲しい．記録が残っていない場合は，抗体検査を行うことで免疫の有無を確認できる．

参考文献

1) Fine PE：Herd immunity：history, theory, practice. Epidemiol Rev, 15 (2)：265-302, 1993.
2) Gadroen K, Dodd CN, Masclee GMC, et al：Impact and longevity of measles-associated immune suppression：a matched cohort study using data from the THIN general practice database in the UK. BMJ Open, 8 (11)：e021465, 2018.
3) 国立感染症研究所麻疹対策技術支援チーム：2016年改定：最近の知見に基づく麻疹の検査診断の考え方．
https://www.niid.go.jp/niid/images/idsc/disease/measles/pdf01/arugorizumu2016.pdf
4) 国立感染症研究所：麻疹 発生動向調査．
https://www.niid.go.jp/niid/ja/hassei/575-03.html
5) World Health Organization：Measles and rubella surveillance data．
https://www.who.int/immunization/monitoring_surveillance/burden/vpd/surveillance_type/active/measles_monthlydata/en/
6) 厚生労働省検疫所：海外渡航のためのワクチン．
https://www.forth.go.jp/useful/vaccination.html

（多屋馨子）

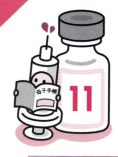

Ⅱ章 ● キャッチアップしたいワクチン

11 風しん

定期/任意	生/不活化	回数
小児定期/第5期定期/任意	生（原則MRワクチンを使用する）	2回

対象者	接種間隔
風しんに未罹患あるいは罹患歴不明で2回の接種歴がないひと 第5期定期：2019年〜2021年度の3年間，1962（昭和37）年4月2日〜1979（昭和54）年4月1日生まれの男性を対象，抗体検査を前置したうえで，HI法で1：8以下（他の方法で測定した場合は読替値あり）の場合，1回接種	4週以上

疾患について

1) **原因となるウイルス**：マトナウイルス科ルビウイルス属に属するプラス一本鎖RNAウイルスである風しんウイルス．

2) **感染経路**：飛沫感染，接触感染で感染伝播し，感染力は強い．先進国における基本再生産数（R_0）は6〜7とされる[1]．

3) **症状**：潜伏期間は約2〜3週間である．発熱，発疹，耳後部・頸部・後頭部のリンパ節腫脹が3主徴であるが，3つともそろうのは約半数である．2019年第1〜14週に感染症発生動向調査に届けられた風しん患者の症状（重複あり）は，多い順に発疹（99％），発熱（88％），リンパ節腫脹（57％），結膜充血（48％），咳（25％），関節痛・関節炎（23％），鼻汁（23％），血小板減少性紫斑病（0.2％），脳炎（0.1％）であった．その他，咽頭痛・咽頭炎・咽頭発赤・のどの違和感，頭痛・頭重感，倦怠感，硬口蓋点状出血／発赤／斑点・頬粘膜点状出血，下痢・水様便，悪寒，眼脂，肝炎・肝機能障害，筋肉痛などが報告された．発熱と発疹の出現日をみると，発熱と発疹が同日に出現した人が38％，発熱が先に出現した人が51％，発疹が先に出現した人が10％であった．風しんは不顕性感染が約15〜30％程度で認められるが，不顕性感染の場合も感染源になるとされる．また，発疹出現1週間前から感染力があるとされ，発疹出現前1週間〜出現後1週間は周りに感染させる可能性があるとして注意が必要である．伝染性紅斑，伝染性単核球症，修飾麻しん，エンテロウイルス感染症など，

風しんに似た症状を呈する疾患は多く，症状のみでは診断が困難である．

また，妊娠20週頃までに風しんウイルスに感染すると(不顕性感染を含む)，胎児にも感染し，白内障，難聴，先天性心疾患を特徴とする先天性風しん症候群(congenital rubella syndrome：CRS)の児が生まれる可能性がある．妊娠1ヵ月で感染すると50％以上，妊娠2ヵ月で35％，妊娠3ヵ月で18％，妊娠4ヵ月で8％の児に影響が出るといわれている[2]．

4)診断：風しんは感染症法に基づく感染症発生動向調査では5類感染症全数把握疾患に指定されており，風しんと臨床診断した場合は，ただちに管轄の保健所に届け出ることがすべての医師に義務づけられている．また，全例の検査診断が求められており，保健所を通して，全国の地方衛生研究所でPCR法による風しんウイルス遺伝子の検出が行われている．PCR法による検査診断に必要な臨床検体は，発疹出現後すぐ(遅くとも7日以内)の3点セット(EDTA加血，咽頭ぬぐい液，尿)である．風しん特異的IgM抗体価は発疹出現後4日以降でないとまだ陽性になっていないことが多く，発疹出現後4〜28日に検査する必要がある．急性期と回復期のペア血清で風しん特異的IgG抗体価の陽転あるいは有意上昇を証明することでも診断は可能であるが，早期診断には使えない．

2019年第1〜14週に届けられた風しん患者の診断方法(重複あり)は，ウイルス分離1％，PCR法によるウイルス遺伝子の検出55％，血清IgM抗体の検出52％，ペア血清による風しん抗体陽転または有意上昇2％であった．

接種状況と患者数

1)接種状況：2019年4月現在，予防接種法に基づく定期の予防接種(以下，定期接種)では1歳(第1期)と小学校入学前1年間(第2期：6歳になる年度)の2回接種である．第1期の接種率は95％以上で高く維持されているが，第2期の接種率は目標の95％以上を達成できていない．2008〜2012年度の5年間に限って，中学1年生(第3期)あるいは高校3年生相当年齢(第4期)のいずれかで2回目の接種を原則麻しん風しん混合ワクチン(以下，MRワクチン)で実施されることになり，小児の抗体保有率は高くなった．ただし，接種率は100％ではないため，接種を受けているかどうかは，各自の母子健康手帳などによる記録で確認する必要がある．0歳児での接種は免疫の獲得が不十分なため接種回数に含めない．風しん未罹患の場合は，「1歳以上で2回の予防接種の記録」をもつことがまず大切である．

2019年第1〜14週に届けられた風しん患者の予防接種歴は，なし(21％)あるいは不明(70％)が90％以上を占める．また，接種歴あり(8％)と報告された者のうち，接種年月日，ロット番号ともに報告されたのは19％のみで，接種年月日・ロット番号ともに不明が63％であった．

2)第5期風しん定期接種：厚生労働省は，昭和37年(1962年)4月2日〜昭和54(1979年)年4月1日生まれの男性を対象に，第5期として風しんの定期接種を実施することを決定した．期間は2019年〜2021年度の3年間である．対象者に対しては，市町村から受診券が送付

されるが，まず1年目(2019年度)は，昭和47年(1972年)4月2日〜昭和54年(1979年)4月1日生まれの男性に受診券が送付される．なお，受診券が未送付であっても，市町村に希望すれば，受診券を発行し抗体検査を受検できる．風しんの抗体検査でHI抗体価が1：8以下であった場合(その他の方法で測定した場合は読替値あり)は，定期接種として原則MRワクチンが積極的に勧奨される．受診券をもっていれば，抗体検査ならびに予防接種のいずれについても，全国どこでも受けられる体制が構築された．また，全額公費負担である．

3) 患者数[3]：2012〜2013年の全国流行を受けて，厚生労働省は「風しんに関する特定感染症予防指針」を告示し，「早期に先天性風しん症候群の発生をなくすとともに，2020年度までに風しんの排除を達成すること」を国の目標としている．

2014年以降，国内の風しん患者数は少なく推移していたが，2018年夏から再び急増し始め，2019年は第30週時点で，2,039人が報告された．2012〜2013年の流行で45人がCRSと診断されているが，2018年からの流行では2019年第30週までに3人がCRSと診断された(**図11-1**)[2]．2018年は2,917人(2019年1月7日現在暫定値)，2019年は第1〜30週に2,039人の風しんが報告されているが，約95％が成人であり，男性が女性の3〜4倍多い(**図11-2, 3**)[2]．これは，日本の風しんの定期予防接種の制度(**図11-4**)[2]で説明可能である．1977年8月〜1995年3月までは中学生の女子のみが定期接種の対象であったため，その年齢の男性は風しんの定期接種を受ける機会がなく，抗体陰性者が蓄積したまま10年以上が推移している

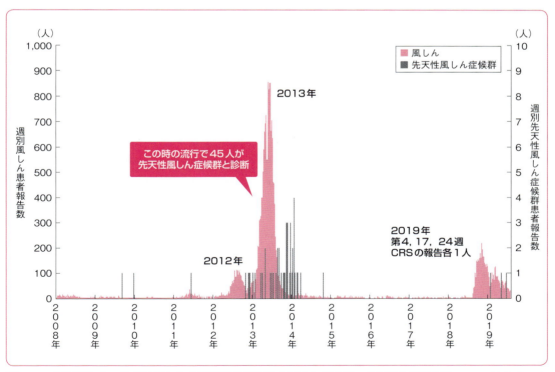

図11-1 週別風しん・先天性風しん症候群患者報告数2008年第1週〜2019年第30週　　　(文献2)より)

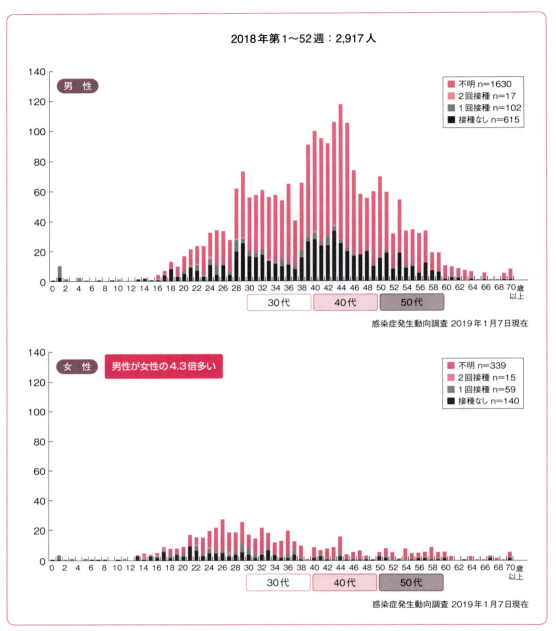

図11-2 男女別予防接種歴別風しん患者報告数(2018) （文献2）より

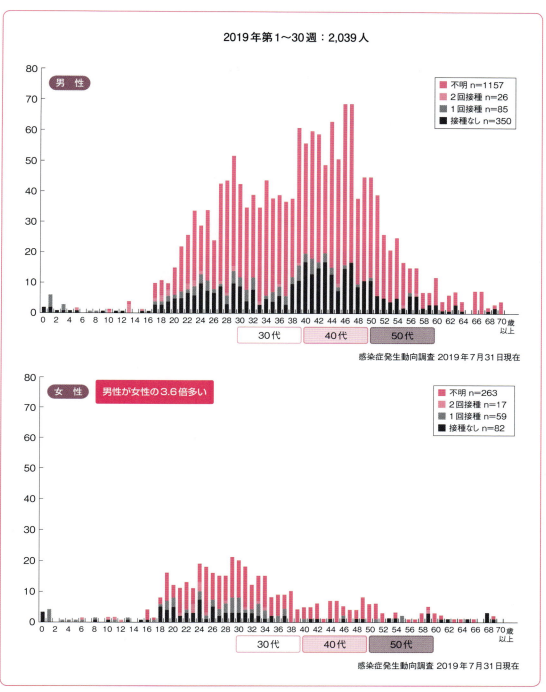

図11-3　男女別予防接種歴別風しん患者報告数（2019）　　　　（文献2）より）
2019年第1〜30週．

II章 ● キャッチアップしたいワクチン

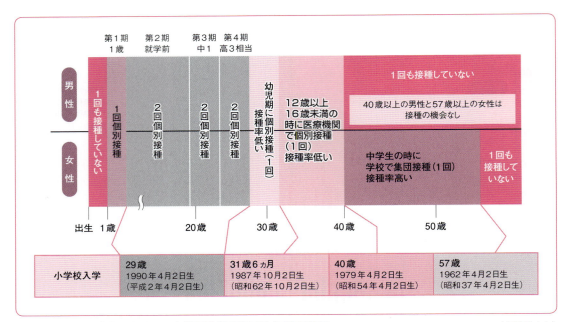

図11-4　風しん含有ワクチンの定期予防接種制度と年齢の関係
平成31年（2019年）4月1日現在.
（文献2）より）

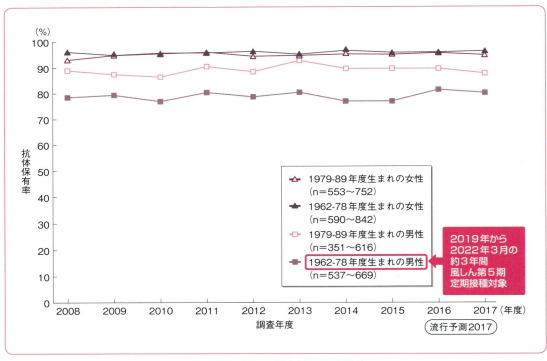

図11-5　生年度別風しんHI抗体保有状況（抗体価1：8以上）の年度推移
2008〜2017年度感染症流行予測調査より．生年度＝調査年度－調査時年齢．

11 風しん

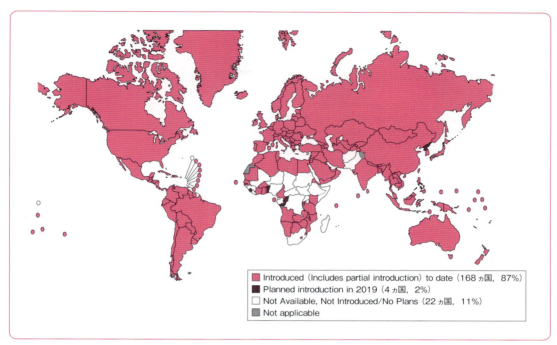

図11-6 風しん含有ワクチンを国家プログラムに導入している国，2019年に導入予定の国　　（文献3）より）

(図11-5).

　海外では風しんワクチンが定期接種に導入されていない国もあり（図11-6）[3]，風しんのサーベイランスが実施されていない国もある．厚生労働省検疫所では短期，長期にかかわらず，すべての国への渡航前に麻しんならびに風しんの予防接種を推奨している[4]．

おわりに

　大人も自分自身の予防接種歴を母子健康手帳などの記録で確認し，風しんの罹患歴がなく1歳以上で2回の風しん含有ワクチンの接種記録がない場合（0歳での接種は回数に含めない）は，必要回数である2回の接種を済ませておくことが重要である．とくに，医療機関，児童福祉機関，教育機関，不特定多数の人と接する職場，海外からの来訪客と接する機会が多い職場に勤務している人は，必ず自分自身の予防接種歴を「記録」で確認しておくことが大切である．また，海外渡航の予定がある人は，渡航前までに2回の接種を完了する．以前罹ったことがあると思っている人は，抗体検査を受けて，それが本当に風しんであったかを確認する．成人男性に蓄積した感受性者をなくさない限り，日本の風しん流行を止めることはできない．昭和37年4月2日〜昭和54年4月1日生まれの男性は，2021年度までに抗体検査を受け，抗体価が低かった者はMRワクチンの接種を受けることが必要である．上記生年月日以外でも，未接種未罹患あるいは接種歴・罹患歴不明の成人は抗体検査を受けて，低い場合はなるべく早めに風しんの予防が必要である．女性は妊娠前に2回の予防接種の記録を

57

Ⅱ章 ● キャッチアップしたいワクチン

もっているかを確認する必要がある.

参考文献 —————

1) Fine PE：Herd immunity：history, theory, practice. Epidemiol Rev, 15 (2)：265-302, 1993.
2) 国立感染症研究所：風疹.
 https://www.niid.go.jp/niid/ja/diseases/ha/rubella.html
3) World Health Organization：Vaccine introduction slides.
 https://www.who.int/immunization/monitoring_surveillance/VaccineIntroStatus.pptx
4) 厚生労働省検疫所：海外渡航のためのワクチン.
 https://www.forth.go.jp/useful/vaccination.html

（多屋馨子）

Ⅱ章 ● キャッチアップしたいワクチン

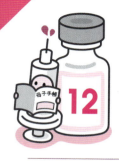

12 水痘・帯状疱疹

定期/任意	生/不活化	回　数
小児定期/任意	生（水痘予防・帯状疱疹予防）/不活化（帯状疱疹予防：今後発売予定）	小児定期/任意 水痘：2回 任意 帯状疱疹：1回（生）/2回（不活化）

対象者	接種間隔
水痘：生後12か月以上で水痘に未罹患あるいは罹患歴不明で2回の接種歴がないひと 帯状疱疹：50歳以上	水痘予防：②は①から4週以上（小児の定期接種では、3ヵ月以上（標準的には6〜12ヵ月））あける 帯状疱疹（不活化）：②は①の2ヵ月後（遅くとも6ヵ月以内）

● 疾患について

1 » 水　痘

1）原因となるウイルス：ヘルペスウイルス科αヘルペスウイルス亜科に属する二本鎖DNAウイルスである水痘・帯状疱疹ウイルス（varicella zoster virus：VZV）．

2）感染経路：空気感染，飛沫感染，接触感染で感染伝播し，感染力は極めて強い．基本再生産数（R_0）は8〜10とされる[1]．

3）症状：約2週間の潜伏期間を経て，発熱，発疹（水疱）で発症する．発疹は，紅斑→水疱→痂皮へと変化し，すべての段階の皮疹が混在することが特徴である．発疹は被髪頭部にも認められる．細菌の二次感染により，膿痂疹，蜂巣炎，蜂窩織炎，敗血症に至ることがある．低年齢の小児では発熱とともに熱性けいれんを起こすことがある．まれに，肺炎，肝機能異常，小脳炎，髄膜炎，髄膜脳炎などを合併することがある．

乳児期後半，成人では重症化のリスクが高い．妊婦や免疫機能抑制状態の者が発症すると，とくに重症化のリスクが高い．免疫機能抑制状態の者がVZVに感染すると，発疹出現前に激烈な腹痛，腰背部痛で発症し，発疹が出現したときには，播種性血管内凝固症候群（disseminated intravascular coagulation：DIC）を合併し，抗ウイルス薬を投与しても生命にかかわることがあり，注意が必要である．

4）診断：水痘はその特徴的な臨床症状（全身性の紅斑性丘疹や水疱が突然出現し，新旧種々の段階の発疹（丘疹，水疱，痂皮）が同時に混在する）から診断されることが多い．検査診断には次にあげる4つの方法がある．①分離・同定によるVZVの検出，②蛍光抗体法による

VZV抗原の検出，③検体から直接のPCR法によるVZV遺伝子の検出，④抗体の検出(VZV特異的IgM抗体の検出，ペア血清でのVZVに対するIgG抗体陽転又は有意な抗体価上昇)．

2 » 帯状疱疹

水痘に罹患後，VZVは脊髄後根神経節あるいは脳神経節(三叉神経，顔面神経など)等に潜伏感染し，加齢，免疫抑制状態，過労・ストレスなどで再活性化し，当該神経節の支配領域の皮膚に帯状疱疹を発症する．帯状疱疹は，極めて普遍的な疾患で，85歳になると，約半数が帯状疱疹の罹患を経験しているとされる．

まれに髄膜炎あるいは髄膜脳炎を合併することがある．また，Ramsay-Hunt症候群は，顔面神経麻痺，耳介の水疱形成，難聴，めまいなどを特徴とする疾患で，まれに多発脳神経障害や脳炎を合併し，重症化する．また，帯状疱疹後神経痛は3ヵ月以上続く神経傷害性疼痛であり，QOLを大きく低下させる．

2016年3月から，50歳以上の者を対象として小児に用いられている水痘ワクチンを接種することで，VZVに対する細胞性免疫が増強され，帯状疱疹の予防に用いることが可能となった．なお，水痘ワクチンによる帯状疱疹予防は，免疫不全患者には使用することができない．2019年10月現在，帯状疱疹予防に用いるサブユニットワクチンも製造販売承認されているが，まだ国内では市販されていない．

● 接種状況と患者数

1)水痘ワクチン接種状況：2014年10月から，水痘は予防接種法に基づく定期の予防接種(以下，定期接種)対象疾患に導入された．1〜2歳で3ヵ月以上(標準的には6〜12ヵ月の間隔)の間隔をあけて2回接種する．定期接種の対象年齢を過ぎていても，水痘未罹患の場合は，ワクチンで予防しておくことが奨められる．

感染症流行予測調査事業に基づく，水痘ワクチンの接種状況を示す(図12-1)．1回接種のみでは，約20％が接種後罹患(breakthrough varicella)を認める．breakthrough varicellaの症状は軽いが，水痘の感染源になりうる．発症を予防するためには2回接種が必要である．

海外での水痘ワクチン定期接種導入国を示す(図12-2)[3]．2019年2月現在，先進国を中心として，36ヵ国(19％)が水痘ワクチンを国家プログラムに導入している．

2)水痘患者数[2]：水痘は，感染症法に基づく感染症発生動向調査では5類感染症定点把握疾患に指定されており，全国約3,000ヵ所の小児科医療機関(小児科定点)から毎週年齢群別に患者数が報告される．2014年10月に水痘ワクチンが定期接種に導入されて以降，小児の患者数は激減し，任意接種のときに認められていた夏に減少し，冬から春にかけて患者数が増加する季節性は認められなくなった(図12-3)．とくに定期接種対象年齢での患者数が激減し，間接効果で0歳の患者数も減少した(図12-4)．

3)入院水痘患者数：2014年第38週から，24時間以上入院した水痘(他疾患で入院中に水

12 水痘・帯状疱疹

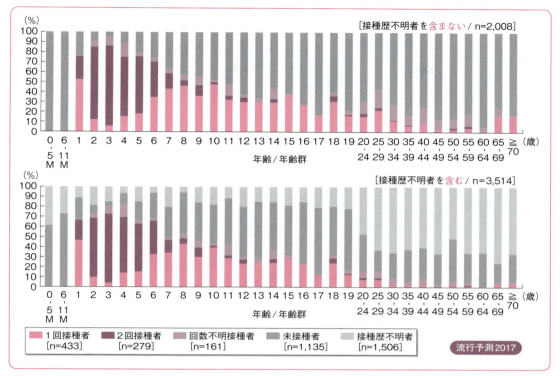

図12-1　水痘ワクチンの接種状況

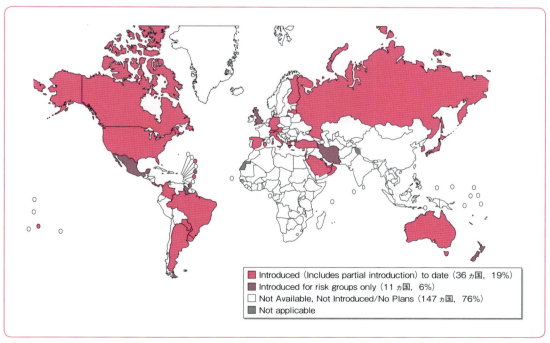

図12-2　水痘ワクチン定期接種導入国

（文献3）より一部改変）

II章 ● キャッチアップしたいワクチン

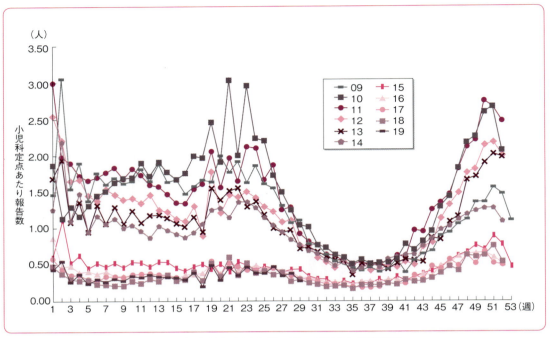

図12-3　小児科定点あたり水痘患者報告数（2009年第1週〜2019年第29週）

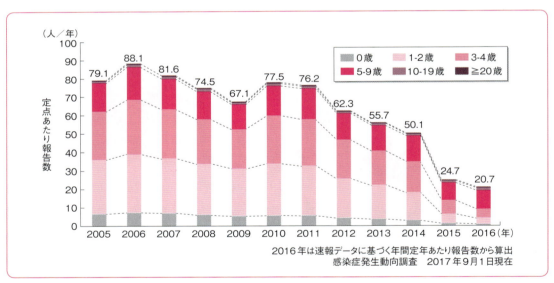

図12-4　小児科定点あたり水痘患者報告数（2005年〜2016年）
2017年9月1日現在報告数．

痘を発症し，かつ，水痘発症後24時間以上経過した例を含む）が，5類感染症全数把握疾患に指定され，診断後7日以内に全例を管轄の保健所に届け出ることが義務づけられた．

定期接種導入年である2014年は入院例の約半数が小児であったが，ワクチンの効果によ

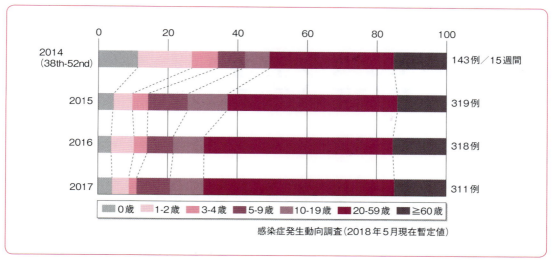

図 12-5　水痘入院例患者報告数　　　　　　　　　　　　　　　　　　　　　　　（文献4)より）
2014年第38週〜2017年第52週(n=1091).

り小児の入院例，とくに4歳以下の割合が約10％と激減し，2017年は約70％が成人となった（図12-5)[4]．

おわりに

　水痘ワクチンが小児の定期接種に導入されるまでは，毎年約100万人が罹患し，約4,000人が入院し，約20人が死亡していた．水痘ワクチン定期接種化の効果は極めて高く，小児の水痘は激減しているが，高齢化社会を迎えて帯状疱疹の患者数は増加している．

　また，成人で水痘に罹患すると重症であることから，水痘未罹患の場合は，任意接種として，2回の予防接種を受けておきたい．また，帯状疱疹は神経痛を残すと，極めて難治であることに加えて，水痘の感染源になることから[5]，帯状疱疹ワクチンの定期接種化も望まれるところである．

参考文献

1) 寺田喜平：各種ウイルス感染症の施設内伝播予防策．小児感染免疫，20 (4)：507-510, 2008．
2) 国立感染症研究所：水痘．
　　https://www.niid.go.jp/niid/ja/diseases/sa/varicella.html
3) World Health Organization：Vaccine in National Immunization Programme Update February 2019．
　　https://www.who.int/immunization/monitoring_surveillance/VaccineIntroStatus.pptx
4) 国立感染症研究所 感染症疫学センター：感染症発生動向調査：水痘入院サーベイランス2014〜2017年．
　　https://www.niid.go.jp/niid/ja/allarticles/surveillance/2433-iasr/related-articles/related-articles-462/8224-462r01.html
5) Morino S, Tanaka-Taya K, Satoh H, et al：Descriptive epidemiology of varicella based on national surveillance data before and after the introduction of routine varicella vaccination with two doses in Japan, 2000-2017. Vaccine, 36 (40)：5977-5982, 2018．

（多屋馨子）

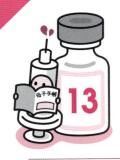

Ⅱ章 ● キャッチアップしたいワクチン

13 おたふくかぜ

定期/任意	生/不活化	回数
任意	生	2回

対象者	接種間隔
生後12か月以上でおたふくかぜに未罹患あるいは罹患歴不明で2回の接種歴がない方	4週以上

● 疾患について

　ムンプスウイルスはパラミクソウイルス科に属するRNAウイルスであり，飛沫感染を起こし，通常2〜3週間の潜伏期を経て耳下腺などの唾液腺のびまん性腫脹・疼痛・発熱を主症状とする疾患である．最も多い合併症は髄膜炎であり，ほかに睾丸炎，卵巣炎，難聴などを認める場合がある．感染力も強いが不顕性感染も30〜40％あるとされている．ムンプスは学校保健法では第5類感染症に指定されており，発症した場合には登校も制限される．

1 » 症　状[1)]

> 耳下腺の腫脹：疼痛，発熱を伴うものの一般には予後良好である．
> 無菌性髄膜炎：1〜10％とされているが，髄液細胞増多は50％にみられる．
> 脳炎：0.02〜0.03％とまれではあるが，ムンプスウイルスは中枢神経系に親和性があるとされている．
> 睾丸炎：思春期以降に認められ（20〜40％），強い疼痛と陰嚢の腫脹が生じる．一過性に精子の減少もみられる．
> 膵炎：上腹部痛，嘔吐など．4％にみられる．
> 感音難聴：感音難聴（0.1％）

　上記のうち難聴は，ほとんどの症例で高度〜重度難聴（近くで車のクラクションが鳴っても聞こえるか聞こえないかという程度）となる．日本耳鼻咽喉科学会が行った調査結果では，2015〜2016年の流行で少なくとも359人が難聴になり，詳細が明らかな335人中16人は

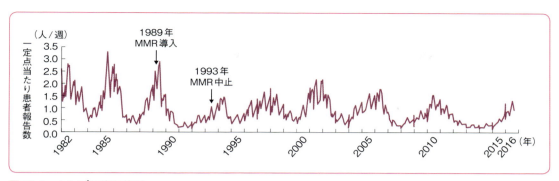

図13-1　ムンプス流行状況
MMR導入によりしばらく流行が抑制されたが，MMR中止により徐々に流行が増大してきている．

両側難聴，290人は一側難聴が後遺症として残ったことが判明した[2]．また，25％は初診時より聴力が増悪し，加療には全く反応せず最終的には重度難聴となっている．

2 » 頻　度

　ムンプスは全国約3,000の小児科施設における定点報告疾患とされているため，現在どの地域でどのくらい流行しているのかは予測できるものの，全数が把握されているわけではない（図13-1）．さらに無症状の不顕性感染症例がいるため，実際にはどのくらい罹患しているのか，さらにそのなかで永続的な後遺症である難聴を合併した人数まで把握することは困難である．橋本らは2004～2006年にかけて近畿を中心とする40施設の小児科における20歳以下のムンプス症例の統計を報告している[3]．これによると，7,400例のムンプス症例のうち，7例が一側の高度難聴を伴ったとしており，難聴の発症頻度も約1,000人に1人の割合とされている．

● 接種状況と患者数

1 » わが国では任意接種

　1989年に麻しんと風しんワクチンが定期接種化された．このときMMRワクチンが導入されたため，同時にムンプスワクチンの接種も推進され，ワクチンの接種率が向上し，ムンプスの流行も以前の半分ほどにまでに減少した．しかし，その頃より予防接種による無菌性髄膜炎の症例が報告されるようになったため社会問題化し，MMRワクチン接種が中止となった．ムンプスワクチン単独接種でも無菌性髄膜炎が認められたことから，MRワクチン接種は再開したもののムンプスワクチンは任意接種となり，予防接種率も30～40％近くに低下した．

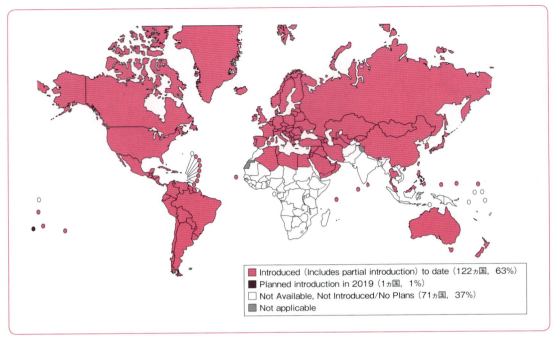

図13-2　おたふくかぜワクチンが定期接種化している国（WHO）
122ヵ国，63％が定期接種化している．日本は任意接種．

（文献4）より）

2 » 世界での接種状況

　1967年にアメリカでムンプスワクチンが認可され，1977年に定期接種に推奨されると，1990年代から世界各国でムンプスワクチン定期接種化が進むようになった（図13-2）[4]．現在先進国のなかでムンプスの予防接種が定期接種化されていないのは日本のみである．海外でのムンプス発症例数でも，年間10万前後の症例数があるのは日本や中国のみであり，ほとんどの国では1,000未満である．

3 » 成人での発症

　現在日本人の抗体保有率は70％とされており，流行抑制にはまだ満たない．発症も6歳未満の患者が減少し，10歳以上の患者が増えてきているとされている．日本耳鼻咽喉科学会が調査したムンプス難聴発症の調査では，年齢分布は全年齢にみられ，とくに4〜15歳頃までの学童期に最も多く，ついで30〜40歳の子育て世代に多く認められた（図13-3）[2]．おそらく，予防接種を受けていない子ども達が就園，就学して集団罹患し，それを家庭に持ち帰ることで母親や兄弟にもうつしてしまう機会が多く，難聴も発症する頻度が高くなると考えられる．

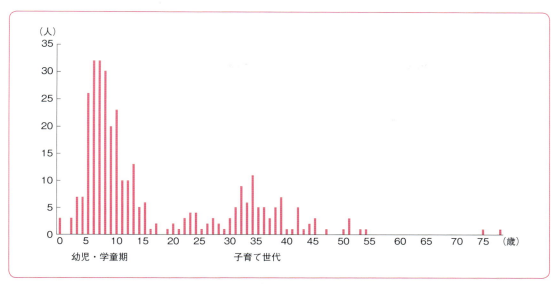

図13-3 2015～2016年にかけて発症したムンプス難聴335症例の年齢分布
就園,就学後に多く集団発症しているが,家庭でも蔓延し,子育て世代の成人にも発症している.

(文献2)より改変)

予防接種の現状

1» ワクチンによる髄膜炎の副反応発症

　　国内で使用されているムンプスワクチンの添付文書(星野株,鳥居株)によると,星野株では2,300人接種あたり1人,鳥居株では1,600人接種あたり1人程度の無菌性髄膜炎の報告があるとされているが,最近の製造販売後調査ではいずれも40,000～45,000人に1人(0.002％)程度の報告とされている[1].Nagaiらは,予防接種歴の有無で追跡調査した結果,ムンプスの自然感染では無菌性髄膜炎の発症率は約80人に1人(1.27％)に対し,予防接種の副反応での髄膜炎発症頻度は0.01～0.05％と低かったと報告している[5].

　　このようにワクチン接種での髄膜炎発症頻度が減少しているのは,近年3歳未満でのワクチン接種では髄膜炎を併発しにくいことが知られてきており,1,2歳での初回接種が推奨されるようになったことにも起因する[6]と考えられている.ワクチンによる副反応は,接種年齢が1歳では0.016であるのに対し,5歳以上では0.096と高くなる.しかし,2回目以降の接種である場合は副反応がみられる頻度は低下する.罹患した既往がない場合,抗体保有率は徐々に低下してくるため,成人期にもブースターとして接種していくことが望ましい.

2» 任意接種から定期接種へ

　　現在わが国で流通しているワクチンは以前髄膜炎が起こりやすいとされた株である.海外で流通している株のほうが髄膜炎の副反応は少ないものの,抗体陽転率がやや低いなどのデメリットもある.抗体陽転率が高く,危険の少ない新しいワクチンの開発が最も望ましいが,

それまでの間，少なくとも現在使用されているワクチンでも副反応を極力減少させるよう早期接種を推奨していくこと，任意接種ではなく定期接種となり予防接種にかかる医療費が負担にならないようにすることが，予防接種推進には必要であろう．現在の予防接種率では今後もしばらく就園・就学児をピークとした大流行が続くことが予想される．周囲にいる成人も抗体が下がっていると容易に罹患し，難聴の後遺症など，予期せぬ合併症を引き起こす可能性もある．子ども達の予防接種率を高めて大流行を減らすこと，子どもの周囲にいる成人は少なくとも抗体価の測定や追加の予防接種を推奨するべきであろう．

●● 参考文献

1) 国立感染症研究所：おたふくかぜワクチンに関するファクトシート．
2) 守本倫子, 益田 慎, 麻生 伸, ほか：2015〜2016年のムンプス流行時に発症したムンプス難聴症例の全国調査. 日本耳鼻咽喉科学会会報, 121 (9)：1173-1180, 2018.
3) 橋本裕美：ムンプス難聴と日本におけるムンプスワクチンの問題. 外来小児科, 11：282-293, 2008.
4) World Health Organization：Vaccine in National Immunization Programme Update June 2019. 2019. https://www.who.int/immunization/monitoring_surveillance/VaccineIntroStatus.pptx
5) Nagai T, Okafuji T, Miyazaki C, et al：A comparative study of the incidence of aseptic meningitis in symptomatic natural mumps patients and monovalent mumps vaccine recipients in Japan. Vaccine, 25 (14)：2742-2747, 2007.
6) Muta H, Nagai T, Ito Y, et Al：Effect of age on the incidence of aseptic meningitis following immunization with monovalent mumps vaccine. Vaccine, 33 (45)：6049-6053, 2015.

（守本倫子）

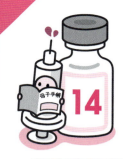

Ⅱ章 ● キャッチアップしたいワクチン

14 A型肝炎

定期/任意	生/不活化	回数
任 意	不活化	3回

対象者	接種間隔
A型肝炎患者と接触機会が多い医療従事者，調理師・生鮮食品を扱う関係者，し尿処理施設などの職員，保育園・幼稚園などの職員や関係者，集団発生・家族内発生時の周辺のひと，慢性肝疾患などの基礎疾患のあるひと，A型肝炎が流行している国への渡航者，男性同性愛者	②は①の2～4週後，③は①の24週後

● 疾患について

　A型肝炎は，A型肝炎ウイルスの経口感染や糞口感染によって発症する急性肝炎である．A型肝炎ウイルス(hepatitis A virus：HAV)は，ピコルナウイルス科のヘパトウイルス属に属する．遺伝子型は6種類に分けられているが，血清型は1種類のみである．

　潜伏期間は約2～6週間であり，症状は，発熱，全身倦怠感，黄疸などである．多くは1～2ヵ月の経過で回復するが，遷延化する例や再燃する例がある．さらに，肝外合併症として，急性腎不全，貧血，心筋障害などの報告例もある．A型肝炎の致死率は0.1～0.3％であるが，年齢が高いほど重症化し50歳以上では1.8％に達する[1]．

　診断は，疾患の急性期におけるIgM型HAV抗体の検出がA型肝炎の確定診断になる．IgM型HAV抗体は感染してから2～3ヵ月後まで検出される．

　特異的な治療法はない．一般的に予後良好であり，安静と十分な栄養補給が大切である．

　予防は，衛生管理とワクチン接種による抗体獲得である．A型肝炎ワクチンが開発される以前は，筋注用ヒト免疫グロブリンがA型肝炎の予防に使用されていた．しかし，筋注用ヒト免疫グロブリン製剤は血液製剤であることや，即効性があるが有効抗体価の持続が短いことに問題点がある．このため，現在では，A型肝炎の予防にはA型肝炎ワクチンが推奨される．

● 接種状況と患者数

　A型肝炎ウイルスは世界中に分布しているが，とくにアジア，アフリカ，中南米に高度流

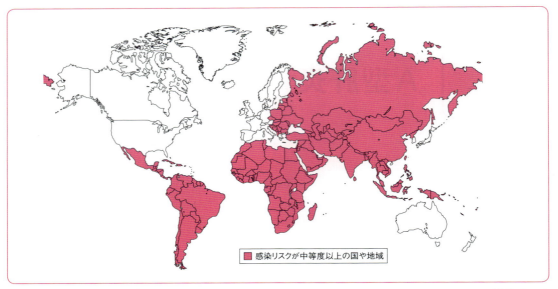

図14-1　A型肝炎の流行地域
(文献2)より)

行地域が多くなっている(図14-1)[2]．途上国で蔓延しているだけでなく，先進国でも流行することがある．1988年には中国・上海で約30万例にも及ぶA型肝炎の流行があった．2009年からオーストラリアやフランス，オランダなどでセミドライトマトに関連した集団発生や，2012〜2013年にかけて北欧で冷凍イチゴに関連した集団発生が報告されている．2016年にはハワイ州でも集団発生があった．

日本はA型肝炎の少ない国の1つであり，抗体保有状況調査によると，A型肝炎ウイルスの抗体を保有していない年齢層が増えている(図14-2)[3]．最近の感染症発生動向調査によれば，2014年の435人を除き，2012〜2017年は年間約100〜300人で推移していたが，2018年は900人以上と多く，そのうち約400人が東京都で報告された[4]．

A型肝炎ワクチン

日本のA型肝炎ワクチン(エイムゲン®)は不活化ワクチンである．アフリカミドリザル腎臓由来細胞で培養したA型肝炎ウイルスを高度に精製し，不活化後安定剤を加えて凍結乾燥した製剤で，アジュバントを含まない[5]．日本のワクチンには，1979年に福岡県の患者の便検体から分離され，培養細胞に馴化したKRM003株が用いられている．KRM003株の遺伝子型はⅢBである．

1» 接種法とスケジュール

接種回数は3回である．接種スケジュールは0.5mLずつを2〜4週間間隔で2回，筋肉内または皮下に注射する．さらに，初回接種後24週を経過した後に0.5mLを追加接種する．

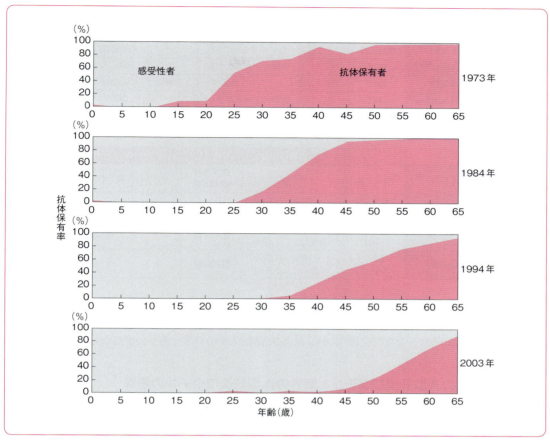

図14-2　A型肝炎ウイルス感受性者と抗体保有者の推移

(文献3)より)

なお，小児への用法，用量も成人と同様である．

2 » 有効性・免疫原性

　　10歳以上の健常者を対象に実施された臨床試験の結果によれば，A型肝炎ワクチンを2〜4週間隔で2回接種後の抗体陽転率は100％で，平均抗体価が筋肉内接種群で501mIU/mL，皮下接種群では417mIU/mLだった．さらに，3回目の接種をすると筋肉内接種群で3,388mIU/mL，皮下接種群で2,344mIU/mLに上昇した[6]．5年経過後でも約400mIU/mLの抗体価が保たれていた[7]．16歳未満の小児を対象とした臨床試験でも，A型肝炎ワクチン0.5mLの2回接種後に抗体陽性となった[8]．

3 » 安全性・副反応

　　10歳以上の健常者を対象とした臨床試験において，延べ接種例数2,710例中162例(6.0％)に副反応が認められた．主な副反応は，全身倦怠感(2.8％)，局所の疼痛(1.6％)，局所の発赤(1.0％)，発熱(0.6％)，頭痛(0.5％)などであった[6]．16歳未満の小児に対する臨床試験

表14-1　A型肝炎ワクチンの成分

製品名	剤　型	アジュバント	ウイルス株	遺伝子型
エイムゲン®	凍結乾燥	なし	KRM003	ⅢB
Havrix®	液状	水酸化アルミニウム	HM175	ⅠB
VAQTA®	液状	アルミニウム ヒドロキシホスフェイト硫酸塩	CR326F	ⅠA
Avaxim®	液状	水酸化アルミニウム	GBM	ⅠA

表14-2　A型肝炎ワクチンの接種方法

製品名	抗原量	接種量		接種方法	接種回数	接種間隔
エイムゲン®	0.5μg	0.5ml		皮下注射 筋肉注射	3	0，2〜4週，6ヵ月
Havrix®	720EL.U. 1440EL.U.	1〜18歳　0.5ml 19歳以上　1.0ml		筋肉注射	2	0，6〜12ヵ月
VAQTA®	25U 50U	1〜18歳　0.5ml 19歳以上　1.0ml		筋肉注射	2	0，6〜18ヵ月
Avaxim®	80U 160U	1〜15歳　0.5ml 16歳以上　0.5ml		筋肉注射	2	0，6〜18ヵ月

での副反応は，総接種数678例中12例（1.8％）で認められ，その内容は，発熱（0.6％），局所の発赤（0.6％），全身倦怠感（0.4％）および疼痛（0.4％）などであり，重篤なものはなかった[8]．

4 》 わが国のA型肝炎ワクチンと海外のA型肝炎ワクチンの差異

　　海外で使用されている主なA型肝炎ワクチンも不活化ワクチンであるが，各社のワクチンは，ワクチンの製造に用いたウイルス株，ウイルスの遺伝子型，アジュバントの有無が異なる[9]．海外のA型肝炎ワクチンの接種対象は1歳以上である．接種回数は2回で，初回接種後，2回目を6ヵ月以降に接種する（**表14-1，2**）．

●●● 参考文献

1) Heymann DL（編）：Control of communicable diseases manual 19th ed. American Public Association, Washington DC, 278-284, 2008.
2) World Hearth Organization：Hepatitis A, countries or areas at risk.
http://gamapserver.who.int/mapLibrary/Files/Maps/Global_HepA_ITHRiskMap.png
3) 国立感染症研究所感染症疫学情報センター：わが国におけるA型肝炎の血清疫学.
http://idsc.nih.go.jp/iasr/31/368/dj3681.html
4) 国立感染症研究所感染症疫学情報センター：感染症週報. IDWR, 20（52），2018.
https://www0.nih.go.jp/niid/idsc/idwr/IDWR2018/idwr2018-52.pdf
5) KMBバイオロジクス株式会社：ヒト用ワクチン類 エイムゲン®（乾燥組織培養不活化A型肝炎ワクチン）.
http://www.kmbiologics.com/medical/vaccine.html
6) 飯野四郎, 谷川久一, 三宅和彦, ほか：DCK-171（乾燥組織培養不活化A型肝炎ワクチン）の第Ⅲ相臨床試験. 基礎と臨床, 7：237-244, 1993.
7) 遠藤 修, 田中克明, 岩田滉一郎, ほか：不活化A型肝炎ワクチン接種後の抗体価の長期観察. 臨床とウイルス, 25（1）：43-47, 1997.
8) 白木和夫, 富樫武弘, 成瀬 宏, ほか：DCK-171（乾燥組織培養不活化A型肝炎ワクチン）の小児領域第Ⅲ相臨床試験. 小児内科, 27：313-319, 1995.
9) Plotkin SA, Orenstein WA, Offit PA, et al. Hepatitis A Vaccines. Vaccine 7th ed, Elsevier, Amsterdam, 319-341, 2018.

（福島慎二）

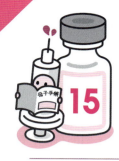

Ⅱ章 ● キャッチアップしたいワクチン

B型肝炎

定期/任意	生/不活化	回　数
小児定期/任意	不活化	3回

対象者	接種間隔
定期：生後2か月〜1歳の誕生日の前日 任意：2016年10月以前に出生したひとまたは定期接種未接種者， 性交渉を行う相手がB型肝炎でHBs抗原陽性（または不明）の場合， 多くの性交渉パートナーがいるまたは静注薬剤を使用しているひと， 男性と性交渉する男性， 医療・介護従事者，消防士・救急隊職員や鉄道会社勤務などの体液曝露の可能性のあるひと， 末期腎不全患者，および血液透析患者， 慢性肝疾患でB型肝炎未感染のひと， HIV感染患者，HCV患者，糖尿病患者(19〜59歳)， HBs抗原陽性患者からの体液曝露事故でHBs抗体陰性のひと	②は①の4週後，③は①から20週〜24週後．ただし，能動的HBs抗体が獲得されていない場合には追加接種

疾患について

　1940年代ごろより血液製剤によってなんらかの肝炎が感染していることは知られていたが，1965年，Blumbergらによりアボリジニから同定したオーストラリア抗原が輸血関連の肝炎と関連していることが報告された．これがウイルスの表面抗原（HBs抗原）であることが判明し，さまざまな研究者によりDNAウイルスである点やその構成粒子が同定されてきた．その後，HBs抗原に対する抗体が中和抗体となることが知られるようになり，ワクチンが開発されてきた．

　B型肝炎は肝炎の原因ウイルスの1つとして認識されてから，さまざまな疾患に関連していることが知られている．B型肝炎は感染後急性肝炎を起こし，そのまま鎮静化する場合（resolved hepatitis：HBs抗体が陽転化）とHBs抗原が陽性のまま慢性化する場合に分かれる．HBs抗原が陽性のままでも必ずしも肝炎が活動性であるとは限らない．2017年の日本肝臓病学会のガイドラインでは①免疫寛容期，②免疫応答期，③低増殖期，④寛解期の4つの時期に分類している．①免疫寛容期は典型的にはHBs抗原＋，HBe抗原＋，HBe抗体−，HBs抗体−でHBVDNAのウイルス量が多いが，ALTはほぼ正常である．乳幼児期や小児期

の感染ではこの状態が長く続くことが多い．②免疫応答期でもHBs抗原＋，HBe抗原＋，HBe抗体−，HBs抗体−であるがALTが上昇している活発な活動性肝炎の時期である．この状態が続くと肝硬変へと進展していく．③低増殖期はHBs抗原＋，HBe抗原−，HBe抗体＋，HBs抗体−でHBVDNAは比較的低値となっていることが多い．この状態では肝炎は比較的活動性は低いが，時折acute on chronicと呼ばれる急性増悪を起こすことがある．④寛解期はresolved hepatitisと呼ばれ，HBs抗原−，HBe抗原−，HBe抗体＋，HBs抗体＋の状態で以前は治癒したといわれていた状態である．しかし，抗CD20抗体製剤の使用や急性白血病の寛解導入療法やステロイドなどの使用時に急性肝炎から劇症肝炎として再活性化を起こすことがあり，注意が必要である．B型肝炎の最も致死的な合併症としては肝細胞がんがあげられる．C型肝炎では慢性活動性肝炎から肝硬変を経て発がんするが，B型肝炎では肝硬変ではもちろん発がん率が高くなるが，肝硬変の状態でなくとも発がんすることも重要である．

このようにB型肝炎は感染自体を防ぐことが非常に重要なウイルス疾患でありヒトパピローマウイルスと並ぶ発がんウイルスである．

1 » HBVの変異

HBVは非常に突然変異しやすいウイルスであることが知られている．これは転写ミスの修正機能を欠く逆転写酵素でRNAを経て複製していることによっている．HBe抗原の発現を欠く変異は古くから知られており，genotype Aではまれであり，genotype BからEでは高い頻度で認められる．basal core promoterのPreC/C遺伝子の変異がかつて劇症化に関係していると報告されていたが，関係性は低いとする報告もあり，この変異のみの検出は現在では臨床的意義は大きくない．それ以外の変異ではヌクレオチドアナログへの耐性を獲得するポリメラーゼ遺伝子の変異が治療薬の選択では重要であるがここでは割愛する．

2 » いわゆるS抗原陰性B型活動性肝炎

ワクチン接種と最も関係する変異としてすべての医師が知っておくべき変異はHBs抗原へ転写翻訳するS遺伝子の変異である．S遺伝子の変異は，a determinant regionの変異につながる．この領域はHBsグロブリンや自然感染や現在のワクチンによる中和抗体が標的としている部位である．つまりこの領域の変異をもつB型肝炎に対してはHBs免疫グロブリン製剤やワクチン接種によるS抗体の獲得では防御できないということである．実際，HBs免疫グロブリン製剤とワクチンによって適切な予防を行われた新生児や肝移植後患者での感染症例は複数報告されている[1～3]．2019年時点では現行の予防接種プログラムを拡大していくことでS遺伝子の変異株が蔓延している証拠は全くないが今後も注意が必要である．

また，プライマリ・ケア領域では常識かもしれないが，当然このようなB型肝炎ウイルス感染はHBs抗原陰性と血清検査で判定されることが一般的である．しかし，原因不明の肝障害でB型肝炎について検索するおりには，HBc抗体やHBVDNAの測定は必須である．筆者自身，透析施設での大量感染により罹患したこのようなB型肝炎患者を診療したことがあ

B型肝炎

表15-1　B型肝炎の血清抗体と抗原検査結果の判断と推移

	普通の慢性肝炎	すこし落ち着いた慢性肝炎	落ち着いた肝炎	慢性B型肝炎に見えない変異株	未感染
HBsAg	＋	＋	－	－	－
HBsAb	－	－	＋	－	－
HBeAg	＋	－	－	＋～－	－
HBeAb	－	－	＋	－～＋	－
HBcAb	＋	＋	＋	＋	－
HBV-DNA	＋＋	＋	－（免疫↓で＋）	＋＋	－
肝炎の悪化	＋＋	＋	－	＋＋	－
HCCのリスク	＋＋	＋	±	＋＋	－
感染力	＋＋	＋	－（免疫↓で＋）	＋＋	－

るが，慢性化していたものの，HBVDNAは高値であり，肝炎も活動性ではあったが，HBs抗原は陰性であった．

接種状況と患者数

　B型肝炎は2016年10月より諸外国に遅れること20年以上で日本でも定期接種となった．日本においては現時点で定期接種での接種率は不明である．日本での2006年から2015年の集計調査によるとB型肝炎による急性肝炎の発症者数は1,933例[4]である．この報告では1,933例の感染原因・経路についても調査されている．ここでは，性的接触1,349例（70％），鋭利なものの刺入47例（2.4％），血液製剤13例，母子感染3例，静注薬物常用1例，その他・不明は533例（28％）とされている（複数回答を含む）．また，同例における感染地域の推定も報告されているが，この内訳は 国内感染1,786例，国外感染127例，それ以外の不明例は20例ほどとされている．

1 » 日本におけるB型肝炎ワクチン

　日本においてはヘプタバックス®-Ⅱとビームゲン®の2製品が承認されている．日本未承認ではあるが，他国ではA型肝炎との混合ワクチンやDTP－Hibとの混合ワクチンが使用されている．

2 » B型肝炎ワクチンの接種スケジュールと接種部位

　原則的にB型肝炎ワクチンは筋肉注射で接種すべきである．成人では添付文書でも筋肉注射となっているにもかかわらず2019年現在でもなぜか皮下注射にこだわる医療機関があるが，無意味であると思われる．新生児ではさらにさまざまなスケジュールがWHOからも提唱されているものの，ここでは割愛する．添付文書では3回目の投与が20～24週となっているが，成人では1回目から，1ヵ月後，6ヵ月後のスケジュールでよいと考える．抗体価

の測定は小児の定期接種では行わないが，定期接種以外の接種では免疫獲得の有無を知ることが必要であるので最後の接種から1〜3ヵ月後にHBs抗体を測定するべきである．一般的にはHBs抗体＞10mIU/mLで防御能があると考えられる．

3 » B型肝炎ワクチンがスケジュール通りにいかなかった場合

スケジュールが狂うことはしばしば現場ではあるが，1回目と2回目の接種の間隔が伸びてもあまり影響はないとされている[5]．もし，2回目を打ち損ねた場合は，2回目をできる限り早期に接種して，3回目は2回目と最低2ヵ月空けたほうがよいとされる．また3回目のみ遅れた場合はできる限り早期に接種したほうがよい[6〜9]．

4 » 初回接種後にHBs抗体＞10mIU/mLにならなかった場合

初回接種後に抗体獲得ができなかった場合には再度3回接種することで抗体の獲得ができることがあり，一度は試してみてもよい[10]．これでも抗体獲得ができなかった場合はnon responderと考えるが，すでにHBV感染している場合を除外しておくためにHBc抗体やHBs抗原を測定するべきである．第三世代のPres/S抗原を含んだワクチン（Sci-B-Vac®）ではこれらのnon responderに対しても抗体獲得に成功したという報告がある[11]．

5 » B型肝炎ワクチンのブースター

多くの不活化ワクチンは目安となる抗体が陽性になってもある程度の期間が経過すると免疫を再不活化するためにブースターとして追加接種を行うことが一般的である．B型肝炎ワクチンでも通常，10mIU/mL以上になった中和抗体は報告によってばらつきはあるものの5年以内に7〜50％程度は低下してしまう．しかし，低下した後においても25年以上はB型慢性肝炎を防ぐことができていると報告されている[12]．実際に再度の追加接種を単回行うことで抗原記憶が呼び戻されるか（Anamnestic response）検討した研究では15〜30年前の接種者で62〜80％以上で認められたとされている[13]．これらの効果はもちろん免疫正常者のみに期待できるだけで免疫不全者では同様の反応は起こらない可能性がある．

2019年時点ではWHOも定期接種後の抗体測定やブースターの推奨は行っていない．だが，これらの研究でのアウトカムは"慢性肝炎にならない"，"HBs抗原が陽性にならない"というものであることに注意が必要である．

6 » B型肝炎ワクチンの副反応

一般的には局所腫脹などにとどまり軽度であり，重度のアナフィラキシーの報告は非常にまれである．過去に疑われた多発性硬化症との関連性についてはその後の検討で否定されている．しかし，初回の接種で重篤なアナフィラキシーを生じた場合の再接種は行うべきでない．

参考文献

1) Ngui SL, Andrews NJ, Underhill GS, et al：Failed postnatal immunoprophylaxis for hepatitis B: characteristics of maternal hepatitis B virus as risk factors. Clin Infect Dis, 27 (1)：100-106, 1998.
2) Fortuin M, Karthigesu V, Allison L, et al：Breakthrough infections and identification of a viral variant in Gambian children immunized with hepatitis B vaccine. J Infect Dis, 169 (6)：1374-1376, 1994.
3) Ghany MG, Ayola B, Villamil FG, et al：Hepatitis B virus S mutants in liver transplant recipients who were reinfected despite hepatitis B immune globulin prophylaxis. Hepatology, 27 (1)：213-222, 1998.
4) 国立感染症研究所：＜特集＞急性B型肝炎　2006年4月〜2015年12月. IASR, 37 (8)：147-178, 2016.
https://www.niid.go.jp/niid/ja/id/747-disease-based/a/hepatitis/hepatitis-b/idsc/iasr-topic/6672-438t.html.
5) Middleman AB, Kozinetz CA, Robertson LM, et al：The effect of late doses on the achievement of seroprotection and antibody titer levels with hepatitis b immunization among adolescents. Pediatrics, 107 (5)：1065-1069, 2001.
6) Duval B, Deceuninck G：Seroprotection rates after late doses of hepatitis B vaccine. Pediatrics, 109 (2)：350-351, 2002.
7) Halsey NA, Moulton LH, O'Donovan JC, et al：Hepatitis B vaccine administered to children and adolescents at yearly intervals. Pediatrics, 103 (6 Pt 1)：1243-1247, 1999.
8) Mangione R, Stroffolini T, Tosti ME, et al：Delayed third hepatitis B vaccine dose and immune response. Lancet, 345 (8957)：1111-1112, 1995.
9) Keyserling HL, West DJ, Hesley TM, et al：Antibody responses of healthy infants to a recombinant hepatitis B vaccine administered at two, four, and twelve or fifteen months of age. J Pediatr, 125 (1)：67-69, 1994.
10) Clemens R, Sanger R, Kruppenbacher J, et al：Booster immunization of low- and non-responders after a standard three dose hepatitis B vaccine schedule--results of a post-marketing surveillance. Vaccine, 15 (4)：349-352, 1997.
11) Krawczyk A, Ludwig C, Jochum C, et al：Induction of a robust T- and B-cell immune response in non- and low-responders to conventional vaccination against hepatitis B by using a third generation PreS/S vaccine. Vaccine, 32 (39)：5077-5082, 2014.
12) Ni YH, Chang MH, Wu JF et al：Minimization of hepatitis B infection by a 25-year universal vaccination program. J Hepatol, 57 (4)：730-735, 2012.
13) Bruce MG, Bruden D, Hurlburt D, et al：Antibody Levels and Protection After Hepatitis B Vaccine：Results of a 30-Year Follow-up Study and Response to a Booster Dose. J Infect Dis, 214 (1)：16-22, 2016.

（大路 剛）

Ⅱ章 ● キャッチアップしたいワクチン

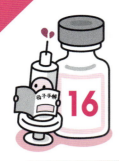

16 百日咳

定期/任意	生/不活化	回　　数
小児定期/任意	不活化	小児定期：4回 任意：1回

対象者

定期：生後3か月から7歳半の前日
任意：4～6歳，小児期に定期接種が完了していないひと，10年以上接種していないひと，新生児の同居家族，医療関係者
海外諸国では妊婦に推奨されるが，日本では「安全性は確立しておらず，有益性が危険性上回る場合のみ接種」

接種間隔

定期：①-②-③はそれぞれ20～56日あける，④は③の6ヵ月後以降
任意：免疫減衰の観点から5～10年間隔で追加免疫が推奨されるが，百日咳含有ワクチンの再追加免疫について明確な推奨を規定している国は現状では見当たらない．また，反復接種により局所副反応が増大する可能性がある

● 疾患について

1 » 原因となる病原体

百日咳の原因は，グラム陰性桿菌の百日咳菌（*Bordetella pertussis*）である．

2 » 感染経路と潜伏期間

百日咳菌は呼吸器粘膜に感染し，咳やくしゃみによって飛散する気道分泌液を介した飛沫感染が主な感染伝播の経路である．潜伏期間は5～21日の範囲で，7～10日のことが多い．

3 » 症　状

典型的な症状を呈する百日咳患者では，特有の咳発作（痙咳発作）が特徴的である．臨床経過は（1）カタル期，（2）痙咳期（咳発作期），（3）回復期の3つに分けられる．カタル期では感冒と似通った軽度の上気道症状を呈するが，その後咳が出現し，さらに激しい発作性の咳を呈する痙咳期へと進行する．痙咳期には，特徴的な吸気時のフープ（whoop）と，しばしばそれに引き続く嘔吐を伴う．発熱は認めないか，あっても軽度である．その後回復期となり，咳症状は数ヵ月の経過で徐々に軽快する．合併症として肺炎や肺高血圧，時には脳症を合併する場合もある．血液検査でリンパ球数増多を伴う白血球数増多は，ワクチン未接種の乳児が罹患した場合にはしばしば認められるが，年長児や成人の百日咳ではほとんど認めない．

通常は母体からの移行抗体による防御免疫の期待は薄く，新生児や乳児早期から罹患し，とくに生後6か月未満乳児では生命予後にかかわる危険性も高い．新生児や低月齢乳児は，短いカタル期に続いて，咳発作を呈さず無呼吸で突然重篤化に気付かれる場合があり，予期せぬ突然死の原因が百日咳のこともある．

年長児や成人では，遷延する咳や咳発作による夜間の不眠，時には肋骨骨折をきたすこともあるが，その一方で，通常の感冒と区別できない軽い症状のこともある．このような場合は診断が困難であり，放置されて他人への感染源になることも多い（図15-1）．

4 » 診 断

わが国では菌培養検査，菌遺伝子検査，血清学的検査が健康保険適用となっている（表15-1）．それぞれについて概説を加える[1]．

i 菌培養検査

百日咳菌を分離するには，Bordet-Gengou血液寒天培地やボルデテラCFDN寒天培地など専用の分離培地を用いる必要がある．培養による菌分離は特異度が高く，分離菌の薬剤感受性検査や遺伝子型・抗原性の解析も実施できるので極めて有用である．ただし，感度は乳児患者でも60％以下と低く，ワクチン既接種者や成人患者からの菌分離はほとんど期待できない[1]．この原因として，成人患者の百日咳菌保菌量は小児患者に比較して有意に少ないこ

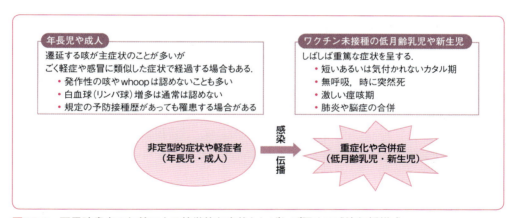

図15-1　百日咳患者の年齢による特徴的な症状としばしば認める感染伝播様式

表15-1　わが国で実施可能な百日咳診断のための検査（健康保険適用）

検査の種別	方　法	検　体	備　考
菌培養検査	百日咳菌の培養・同定	気道分泌液	Bordet-Gengou血液寒天培地，ボルデテラCFDN寒天培地などが必要．特異度に優れるが，感度は高くない．
菌遺伝子検査（LAMP法）	百日咳菌DNAの検出	気道分泌液	感度・特異度が高い．迅速に結果が得られる．
血清学的検査	抗PTIgG抗体	血清	ワクチン接種でも上昇するため，ペア血清による診断が必要．
	百日咳菌IgM抗体	血清	ワクチン接種の影響を受けない．第15病日をピークに誘導される．
	百日咳菌IgA抗体	血清	ワクチン接種の影響を受けない．第21病日をピークに誘導される．

とが指摘されている[2]．抗菌薬の投与により，排菌期間は短縮する．

ⅱ 菌遺伝子検査

菌遺伝子検査は培養検査よりも感度が高く，世界的には実験室診断としてリアルタイムPCR法が採用されている[1]．わが国で開発された百日咳菌のLAMP法(loop-mediated isothermal amplification)は，PCR法よりも簡便かつ迅速に診断することが可能である．現在LAMP法は，検査会社での受託検査が可能である．

ⅲ 血清学的検査

抗百日咳毒素抗体(抗PT IgG抗体)の測定は以前から広く行われているが，ワクチン接種によっても上昇するので，罹患の診断に用いる場合は原則としてペア血清の測定が必要である．また世界保健機関(WHO)は，免疫系が十分に発達していない乳児および百日咳ワクチン接種後1年未満の患者には適用できないとしている[3]．

2016年に百日咳菌のIgMとIgA抗体を測定する百日咳抗体測定キットが体外診断薬として新たに承認された．IgMとIgA抗体はワクチン接種の影響を受けないので，単血清での診断が可能とされている．IgM抗体は第15病日，IgA抗体は第21病日をピークに誘導され，IgA抗体はIgM抗体よりも長く持続する[1]．

● 接種状況と患者数

1 » ワクチンの概要

乳幼児の百日咳予防には，わが国の定期接種では沈降精製百日せきジフテリア破傷風不活化ポリオ混合ワクチン(四種混合ワクチン，DPT-IPV)を計4回接種する．ただし，DPT-IPVは小児に用いるワクチンとして薬事承認されており，15歳以上は接種対象者に含まれない．また，5回目以降の追加接種も承認されていない．

成人に対する百日咳含有ワクチンの接種には，沈降精製百日せきジフテリア破傷風混合ワクチン(三種混合ワクチン，DPT：商品名トリビック)を用いる．成人に対する接種は，任意接種の位置づけである．

2 » 用法・用量

初回免疫では，1回0.5mLずつを3回，いずれも3〜8週間の間隔で皮下に注射する．第1回の追加免疫は，初回免疫後6ヵ月以上の間隔をおいて，0.5mLを1回皮下に注射する．以後の追加免疫には，通常，1回0.5mLを皮下に注射する．

成人の接種について，小児期に基礎免疫が完了している場合には，1回の追加接種を行う．以後の追加免疫について明確な規定はないが，免疫の減衰への対処の観点からは5〜10年間隔での追加接種が推奨される．安全性については，接種回数を重ねることにより，局所の発赤，腫脹，疼痛などの副反応の程度や頻度が増加するという報告があることは認識しておく必要がある．

3 » サーベイランスによる患者報告数

2017年12月まで百日咳は感染症法上の5類感染症定点把握対象疾患で，全国約3,000の小児科定点医療機関からの患者報告が集計されていた．国内におけるより正確な百日咳発生状況把握の必要性が高まるなか，2018年1月から**すべての医師が届出を行う**5類全数把握対象疾患に変更された．なお，LAMP法実施などの環境が整備されたこともあり，原則として検査診断による届け出が求められている．資料[4]をもとに，2018年1月から約半年を経過した7月1日（2018年第26週）までの百日咳サーベイランスの集計を紹介する．

届出基準を満たした患者は2,517例で，乳児期の定期接種開始前の月齢を含む6か月未満児（5%），9歳をピークとした5歳から15歳未満までの学童期の小児（61%），さらには定点報告でははっきりしていなかった30〜50代の成人（17%）においても患者が散見された．全体の53%に当たる1,377例が4回の百日咳含有ワクチン接種歴があり，5〜15歳未満に限定するとその割合は75%（1,186/1,573例）にまで上昇した[4]．

6か月未満児の症例において推定される感染源は，兄弟姉妹が最も多く（30%），次いで両親（母親22%，父親19%），祖父母（6%）であった（推定感染源の重複あり）[4]．罹患すると重症化するリスクの高い6か月未満の患児の感染源の多くが兄姉や両親であり，具体的には5歳から15歳未満，30〜50代の成人における百日咳含有ワクチン追加接種の必要性が示唆された．

4 » 海外の状況

軽症で経過することも多い年長児や成人から，重篤化や合併症のリスクが高い低月齢児への百日咳伝播を防ぐために，海外において年長児や成人への百日咳含有ワクチンの接種が推奨されている．海外では，小児用DPTよりもジフテリアトキソイドおよび百日咳抗原量を減量したTdap（tetanus toxoid, reduced diphtheria toxoid, and reduced acellular pertussis）ワクチンが使用されている．

また，アメリカやイギリスでは妊婦に対するTdapワクチン接種が推奨されており，妊婦が罹患して感染源となることを防ぐ以外に，児への移行抗体価を上昇させて，ワクチン接種月齢に到達する以前の新生児や早期乳児を受動抗体で百日咳から守ることを目的としている．

参考文献

1) 蒲地一成：百日咳の検査診断．病原微生物検出情報（IASR），38（2）：33-34, 2017.
2) Nakamura Y, Kamachi K, Toyoizumi-Ajisaka H, et al：Marked difference between adults and children in Bordetella pertussis DNA load in nasopharyngeal swabs. Clin Microbiol Infect 17（3）：365-370, 2011.
3) World Health Organization：Laboratory manual for the diagnosis of whooping cough caused by Bordetella pertussiss/Bordetella parapertussis, update 2014, WHO/IVB/14.03.
4) 国立感染症研究所 感染症疫学センター・同細菌第二部：全数報告サーベイランスによる国内の百日咳報告患者の疫学（更新情報）−2018年疫学週第1週〜26週−．国立感染症研究所ウェブサイト（掲載日：2018年8月15日）．
https://www.niid.go.jp/niid/ja/pertussis-m/pertussis-idwrs/8249-pertussis-180815.html

（中野貴司）

II章 ● キャッチアップしたいワクチン

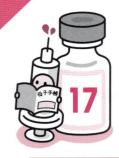

17 破傷風

定期/任意	生/不活化	回　数
小児定期/任意	不活化	小児定期：4回 任意：3回

対象者	接種間隔
定期：生後3か月から7歳半の前日（DPT-IPVまたはDPT），11〜12歳（DT） 任意：1967年（昭和42年）以前生まれのひと（定期接種がない世代）， 10年以上接種していないひと	②は①から4週以上， ③は②から6ヵ月以上あける その後10年ごとに1回

疾患について

　破傷風とは，破傷風菌（*Clostridium tetani*）が産生する毒素により引き起こされる感染症である．破傷風菌は芽胞の形で土壌に広く常在し，動物の口腔内，消化管にも存在する．土・唾液・糞便などに汚染された外傷や，咬傷（動物咬傷・ヒト咬傷）などから体内へ侵入し，発芽・増殖して破傷風毒素を産生する．3〜21日の潜伏期を経て，感染部位の局所症状から始まり，開口障害，痙笑，嚥下障害，後弓反張，強直性けいれんなどの症状をきたし，重篤な場合は呼吸筋麻痺により命にかかわることもある．

　時に急速に進行して重篤な状態になるため，臨床診断が重要となる．受傷時の状況や創部の状態などにより破傷風の発症リスクを予測する指標もある（**表17-1**）[1]が，軽微な傷や明ら

表17-1　創分類

創の特徴	破傷風発生の可能性が高い創	破傷風発生の可能性が低い創
受傷してからの時間	6時間以上	6時間未満
性　状	星状創，剥離	線状創，擦過傷
深　さ	1 cm以上	1 cm未満
受傷機転	銃創，挫滅創，熱傷，凍傷	鋭利な傷（ナイフ，ガラスなど）
感染徴候	あり	なし
壊死組織	あり	なし
汚染物質（土壌，草，糞便，唾液など）	あり	なし
神経損傷，虚血	あり	なし

（文献1)より）

表17-2　創傷管理における破傷風トキソイドと抗破傷風ヒト免疫グロブリン(TIG)

予防接種歴	破傷風発生の可能性が高い創		破傷風発生の可能性が低い創	
	ワクチン	TIG	ワクチン	TIG
不明または3回未満	○	○	○	×
3回以上	×*1	×	×*2	×

○：投与必要　　×：投与不要

(文献2)より)

＊1：最終投与から5年以上経過していれば投与
＊2：最終投与から10年以上経過していれば投与

かな外傷歴がなく発症した報告もあるため注意が必要である．外傷患者に対して破傷風含有ワクチンや抗破傷風ヒト免疫グロブリン(TIG)を投与すべきか否かについては，患者の予防接種歴と創部の状態をあわせて考慮する．予防接種歴については，接種回数に加えて最終投与時期を確認する必要がある(**表17-2**)[2]．

　破傷風を発症してしまった場合には，全身管理を含めた薬物治療が必要となるが，紙面の都合上，詳細についてはここでは割愛する．なお，破傷風は全数報告対象疾患(5類感染症)であり，診断した場合は7日以内に届け出なければならない．

接種状況と患者数

　わが国では，1950年には1,915人の報告があり致命率も高かった(81.4%)[3]．その対策として，1952年に破傷風トキソイドワクチンが導入され，1968年にはジフテリア・百日咳・破傷風混合ワクチン(DPT)の定期接種が開始された．2012年からはDPTワクチンに不活化ポリオワクチンを混合した四種混合ワクチン(DPT-IPV)が定期接種として使用されるようになった．現在では定期接種として，四種混合ワクチンを生後3か月〜7歳半未満に4回，ジフテリア・破傷風混合(DT)ワクチンを11〜12歳時に1回追加接種することとなっている．破傷風含有ワクチンの定期接種導入後，破傷風の患者・死亡者数は一時減少したが，ここ数年の患者数は年間120名程度と横ばいで経過しており，毎年10名弱の死亡例が報告されている(**図17-1**)[4,5]．近年の発症者では30歳以上の成人が95%を占めているが，これは定期接種開始以前の年代において，破傷風毒素に対する抗体保有が非常に低いことと関連している(**図17-2**)[6]．破傷風含有ワクチンにはほぼ100%の破傷風予防効果があるとされているが，投与後10年を経過するとほとんどの場合で抗毒素抗体価が至適レベルを下回ることがわかっており，ワクチンによる破傷風予防効果を維持するために10年ごとの追加投与が推奨されている[7]．

キャッチアップの方法

　世代によって基礎免疫獲得の状況が異なるため，それぞれに適した対策が必要である．

　1967年以前に生まれた人の場合は，定期接種導入前のため，ワクチン接種歴がないこと

Ⅱ章 ● キャッチアップしたいワクチン

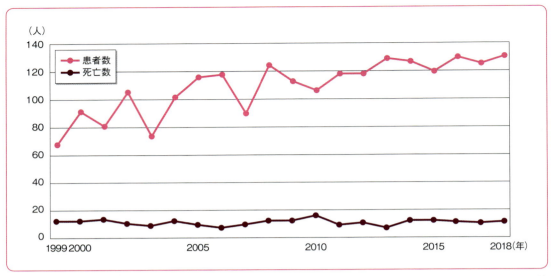

図17-1 破傷風患者数および死亡数

(文献4, 5)より作成)

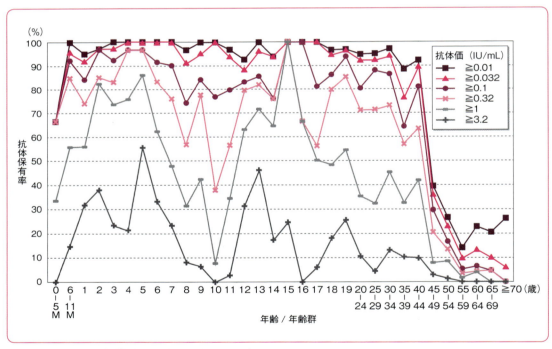

図17-2 年齢別の破傷風抗体保有状況（2013年）

(文献6)より)

0-5か月群, 16歳は10名未満の結果.

がほとんどである．この世代に対しては，基礎免疫獲得のために破傷風トキソイドワクチンの接種を合計3回行う必要がある．1ヵ月以上あけて2回接種した後，6ヵ月以上あけて（標準として12〜18ヵ月までの間に）1回接種を行う．基礎免疫獲得後は10年ごとに破傷風トキソイドワクチンを接種する．

1968年以降に生まれた人の場合は，定期接種での接種漏れがなければ，ほとんどの場合は基礎免疫を獲得済みと考えられる．基礎免疫獲得後10年以上経過している場合には，追加免疫として三種混合または破傷風トキソイドワクチンを1回接種する．なお，この世代であってもワクチン接種歴がなければ1967年以前出生の場合と同様に，基礎免疫獲得の目的で3回接種を行う必要がある．

おわりに

破傷風菌はあらゆる場所に存在し，軽微な傷でも感染する可能性があるため，ほぼすべての人に予防接種を行うメリットがある．ここ数年は患者数が減っておらず死亡例もみられているのが現状であり，破傷風を十分予防するためには，小児期の破傷風含有ワクチン接種を徹底することだけでなく，成年期以降でのキャッチアップを積極的に行うことが重要といえる．

参考文献

1) ROSS SE：Prophylaxis Against Tetanus in Wound Management. American College of Surgeons Committee on Trauma, 1995.
2) CDC：Preventing tetanus, diphtheria, and pertussis among adults: use of tetanus toxoid, reduced diphtheria toxoid and acellular pertussis vaccines. Recommendations of the Advisory Committee on Immunization Practices (ACIP) and Recommendation of ACIP, supported by the Healthcare Infection Control Practices Advisory Committee (HICPAC), for Use of Tdap Among Health-Care Personnel. MMWR Recomm Rep, 55 (No.RR-17)：1-37, 2006.
3) 福田 靖, 岩城正昭, 高橋元秀：国立感染症研究所細菌第二部：破傷風とは. 2011.
https//www.niid.go.jp/niid/ja/kansennohanashi/466-tetanis-info.html
4) 国立感染症研究所：感染症発生動向調査(IDWR)破傷風, 1999-2018.
5) 厚生労働省：人口動態調査_感染症による死亡数, 死因(感染症分類)別, 1999-2018.
6) 国立感染症研究所：感染症流行予測調査報告書. 第9 破傷風, 2013.
7) CDC：Chapter21 Tetanus. Epidemiology and Prevention of Vaccine-Preventable Diseases (The Pink Book) 13th Edi, 2015.

（西岡洋右）

II章 ● キャッチアップしたいワクチン

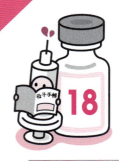

18 日本脳炎

定期/任意	生/不活化	回 数
小児定期/任意	不活化	小児定期：4回 任意：3回

対象者	接種間隔
定期：3歳（生後6か月）から7歳6か月（①〜③），9〜12歳④ 任意：接種歴がないひと（3回），日本脳炎流行地へ行くひと（1回追加）	②は①の1〜4週後， ③は②から6ヵ月以上（標準1年）あける （小児定期の④は9歳以上13歳未満）

● 疾患について

　日本脳炎（Japanese encephalitis：JE）は，コガタアカイエカなどの蚊が媒介する日本脳炎ウイルス（JE virus：JEV）による感染症である．JEVはフラビウイルス科フラビウイルス属に属している．蚊媒介性のフラビウイルス属には黄熱，デング，ジカ，西ナイルウイルスなどもあり，近年いずれのウイルスも分布域が拡大しており，世界的な公衆衛生学的問題となっている．

　JEVはヒトからヒトへ感染することはない．ウイルスは増幅動物（ブタ，水鳥）の体内で増殖する．最も重要な増幅動物であるブタは高いウイルス血症を起こし，このようなブタを吸血した蚊を介してヒトに感染する．JEV感染の多くは不顕性感染で，脳炎の発症は感染者のうち300〜1,000人に1人である．脳炎は5〜15日の潜伏期の後に，発熱，頭痛，嘔吐などで発症し，意識障害，けいれん，種々の麻痺などが出現する．感覚障害はまれである．流行地域では小児の発症者が多い．死亡率は5〜30％で，小児の死亡率は成人より高い．精神，知的，運動障害などの後遺症は45〜65％に認められ，回復することもあるが，さらに悪化することもある[1,2]．

　検査診断には抗体検査，ウイルス分離，ウイルス遺伝子検出がある．ウイルス血症の持続が短いため，急性期の検体でも分離，遺伝子検出は困難であり，抗体検査が有用である．抗体検査にはHI（hemagglutination inhibition；赤血球凝集抑制）法，ELISA（Enzyme-Linked ImmunoSorbent Assay）法，中和試験法などがある[1]．

86

18 日本脳炎

接種状況と患者数

　ワクチンが導入されている日本，韓国，台湾ではJEの感染はコントロールされているが，アジア全体では世界人口の半分にあたる32億人が感染の危険にさらされている．JEはワクチンで予防できる病気である．しかし，ポリオがほぼ根絶された現在，JEはアジアの小児のウイルス性中枢感染症では最も多い．2011年のWHOの推定では年に67,900人が発症し，13,600〜20,400人が死亡しているとされている．JEワクチンは2012年からGavi, the Vaccine Allianceによるサポートが始まっており，ネパールなどワクチンが導入された国ではJEの報告例は減少している．しかし，2016年にワクチンが導入されている国は12ヵ国にとどまっている[3]．

　日本では1950年前後には5,000例前後のJEの報告があった．1954年に世界で最初にワクチンの接種が開始され，1967年に特別対策として広く使用されるようになった．1995年以降は定期接種として接種されている．1992年以降の報告例は年ほぼ10人以下になった．しかし，2004年に接種後の急性散在性脳脊髄炎（ADEM）が報告されたため，2005年に積極的勧奨が中止され，接種率は著しく低下した．ワクチンとADEMの因果関係は明らかではなかったが，動物愛護の観点からもマウス脳由来ワクチンから細胞培養ワクチンに変更され，2010年から接種の勧奨が再開された．なお，2007から2016年に55例が報告され，発

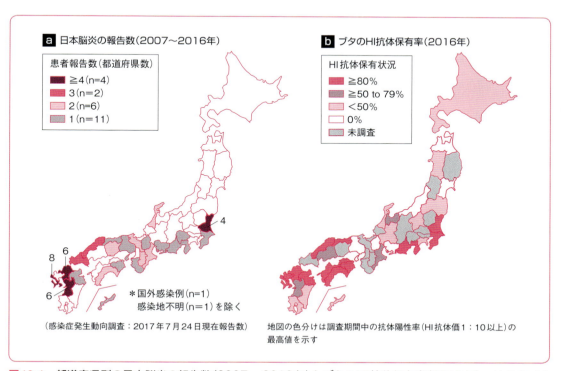

図18-1 都道府県別の日本脳炎の報告数（2007〜2016年）とブタのHI抗体保有率（2016年）　（文献1）より）

症している都道府県は，ブタの抗体保有率の高い都道府県と一致している（**図18-1**）[1]．

　定期接種の標準的な接種スケジュールでは，第1期は3歳で2回接種（接種間隔は1〜4週間），4歳で追加接種（2回目の約1年後）し，さらに第2期として9歳から13歳未満で1回，JEワクチンを接種する．第1期の接種期間は生後6〜90か月となっており，感染のリスクが高いと考えられる地域では，生後6か月からの接種が推奨されている．なお，積極的勧奨が中止されていた時期に接種対象だった1995年4月2日から2007年4月1日生まれの人は，20歳までは特例措置が適用され定期接種の対象となってる[1]．

渡航時のJEワクチン接種

　渡航時のJEの報告例は非常に少ない．日本では2007〜2016年に報告された55例のうち，国外感染は1例（推定感染地域はインド）で[1]，アメリカでは1993〜2015年に10例が報告されている[2]．

　日本渡航学会では，「成人が発生国へ渡航する場合は，(1)これまで接種を受けていないことが確実の場合には出国までに最低2回の接種が勧められる，(2)接種歴が不明の場合は，3回接種が基本であるが，1回の接種でも追加効果が望める，(3)最後の接種から10年以上が経過している場合は，念のため追加接種が望まれる」としている[4]．

　一方，アメリカでは生後2か月以上の小児と成人に対して，流行シーズンに流行国に1ヵ月以上滞在する際に接種を勧めている．1ヵ月未満の滞在者で都市部にのみに滞在する場合，流行期以外に滞在する場合は接種を勧めていない．しかし，1ヵ月未満の滞在者でも都市部以外で蚊に接触するような戸外で活動する場合，アウトブレイクが起きている地域への旅行や滞在地，期間，どのような活動をするか未定の場合には接種を勧めている[2]．

成人に対するJEワクチン接種の考え方

　20歳未満で定期接種対象である者に対しては積極的に接種を勧める．定期接種の機会を逃さないために，接種回数を母子健康手帳で確認する必要がある．保護者や本人だけでは難しいこともあり，医師が積極的に確認する必要がある．

　2016年度感染症流行予測調査での40歳以上のJE抗体保有率は50％未満で，2000年以前のデータに比べ，高齢者の抗体保有率は低下している（**図18-2**）[1]．さらに2007年以降のJE報告例の84％が40歳以降である[1]ことから，この年代への接種が必要である．現在，JEは日本ではまれな疾患になっているが，発症すれば有効な治療法はないこと，重篤であり死亡率も高いこと，有効なワクチンが存在し，重篤な副反応はまれであることを考慮すると，成人に対しても渡航先も含めた居住地域，生活様式などにリスクがあれば，積極的に接種を勧奨する．

　なお，北海道では従来JEワクチンの接種は行われていなかったが，2016年4月から定期

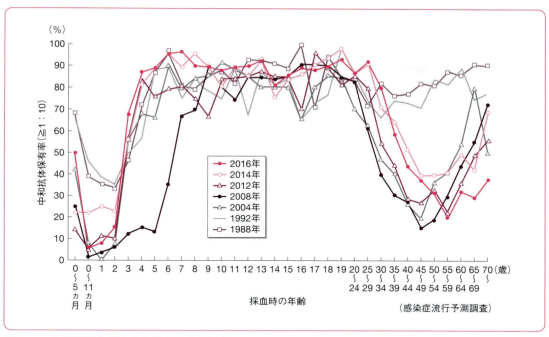

図18-2 年齢別日本脳炎中和抗体保有状況（1988〜2016年） （文献1）より）

接種として接種が開始された．特例措置として2007年4月2日生まれ以降の人も接種対象とされたが，それ以前に出生した人もリスクを評価し，接種を検討する必要がある．

おわりに

　JEVの根絶は不可能であるが，ワクチンを広く接種することで，JEの発症を排除することは可能である．ワクチンが開始された地域のJEの報告数が減少しても，必ずしもその地域のJEV感染のリスクが減少していることを意味しない可能性があることに留意する．報告数の減少後も，地域のリスクを評価しリスクが残存する場合はワクチンの接種が必要である．また，JEに対しては集団免疫効果はないので，個々人に対する接種が重要である．

参考文献

1) 国立感染症研究所：特集 日本脳炎 2007〜2016年．病原微生物検出情報．38 (8)：151-169, 2017.
2) CDC：Japanese Encephalitis. CDC Health Information for International Travel (Yellow Book).
   https://wwwnc.cdc.gov/travel/yellowbook/2018/infectious-diseases-related-to-travel/japanese-encephalitis
3) WHO：Japanese encephalitis：surveillance and immunization in Asia and the Western Pacific, 2016. Weekly epidemiological record. 92 (23)：321-332, 2017.
4) 日本渡航学会 海外渡航のためのワクチンガイドライン2010作成委員会：海外渡航者のためのワクチンガイドライン2010, 協和企画, 東京, 2010.

（菅谷明則）

Ⅱ章 ● キャッチアップしたいワクチン

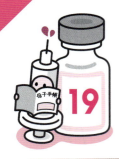

ポリオ

定期/任意	生/不活化	回数
小児定期/任意	不活化	小児定期：4回 任意：1回

対象者	接種間隔
定期：生後3か月以上（DPT-IVP4回またはDPT4回接種＋IPV4回から選択可能） 任意：4〜6歳，ポリオ流行地へ行くひと（IPV）	初回接種は①〜③は20日以上あけて3回，③〜④は6ヵ月以上あける

疾患について

　急性灰白髄炎（ポリオ）は，ポリオウイルス感染により引き起こされる感染症で，軽症例では軽い感冒症状や胃腸症状のみである．しかし，典型的な麻痺型ポリオ症例では，数日間の高熱に続き，非対称性の四肢の弛緩性麻痺があらわれ，病初期より著明な罹患部位の筋萎縮がみられる．重篤な場合，呼吸筋麻痺や球麻痺などで死亡することもあり，発症から数十年が経過した後に筋力の低下や萎縮などの症状があらわれるポストポリオ症候群の発症も報告されている[1]．

　ポリオは不顕性感染が多いことが特徴で，発症者が1例いる場合，その周囲には約100例の不顕性感染が存在すると推定される．また，発症者だけでなく不顕性感染者からもポリオウイルスが排出される．ポリオウイルスは糞口感染や経口飛沫感染し，さらに腸管への感染が成立した後，ウイルス血症を経て，血液脳関門を介した侵入，あるいは神経軸索を介した伝達により中枢神経組織へ侵入する．ポリオウイルス感染から麻痺発症までの潜伏期間は3日から1ヵ月強，通常は4〜10日程度である．

　ポリオでいったん麻痺が発症すると，その麻痺の進行を止めたり，麻痺を回復させることは不可能であり，ポリオウイルスが地球上から根絶されるまではワクチンによる予防が必要である．

19 ポリオ

● 接種状況と患者数

1 » 輸入感染症のリスクとしてのポリオ

グローバル化の進展に伴い，日本を訪れる外国人の数は増加し続けている．2018年には海外から約3,100万人が日本を訪れ，東京オリンピックが開催される2020年には，4,000万人の外国人入国者数が予測されている[2]．日本を訪れる外国人の増加は，輸入感染症リスクの増大を意味する．国内で以前はみられなかった感染症の流行(2003年の重症急性呼吸器症候群，2009年の新型インフルエンザ，2015年の髄膜炎菌感染症)や，すでに日本では排除された感染症の再興(2016年，2017年と2018年の麻疹)をもたらしている．

ポリオは，1961年から経口生ワクチン(OPV)が緊急導入されたことで，国内の流行は収束し，1980年の1例を最後に日本では野生株ポリオウイルスによる患者は確認されていない．

しかし，過去には成田空港で国際線航空機のトイレ汚水から野生株ポリオウイルスが検出されており，2015年から2016年に野生株またはワクチン由来ポリオウイルスによるポリオ発症が確認された国々からの日本への入国者数は53,872人に上り，ポリオウイルスが国内へ持ち込まれる可能性がある[3]．

2 » 現行の定期ワクチン接種だけで十分なのか？

わが国では，2012年9月1日から生ワクチンの定期接種は中止され，不活化ポリオワクチン(IPV)の定期接種が導入された．IPVの標準的なスケジュールでは，初回接種として生後3か月で1回目，4か月で2回目，5～11か月で3回目の接種を行い，追加接種として生後12～23か月で4回目の接種を行う．現在は単独ワクチンではなく四種混合ワクチン(ジフテリア，百日咳，破傷風，ポリオ)として接種が行われている．

だがこの定期接種だけで果たして十分なのだろうか？

定期接種としての1回の追加接種のみでは抗体価が減衰することがわかっていて，4～6歳での2回目の追加接種(5回目接種)を行うことにより抗体価は大きく上昇することが確認されている．アメリカやフランス，イギリス，ドイツなど先進国の多くでは，4歳以上で追加接種(就学前追加接種)が行われている(図19-1)[4～6]．

スペインでは，2016年まで就学前追加接種は行われていなかったが，欧米諸国の多くで行われている事実と，2015年のウクライナでの2例の伝播型ワクチン由来ポリオ(cVDPD)発生を受けて予防接種の強化が必要との判断より，2017年から6歳でのIPV追加接種を行うように接種スケジュールが変更された．

長期間にわたりポリオ抗体価を維持するためには，現行の定期接種だけでは不十分で，4歳以上での2回目のIPV追加接種が必要である．

3 » IPV就学前追加接種の重要性

日本でも2回目のIPV追加接種(5回目接種)が可能とはなったが，任意接種とされている

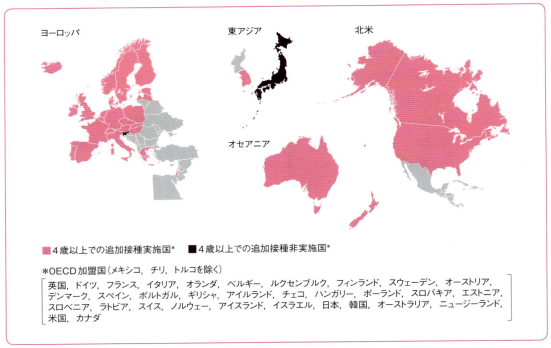

図19-1　先進国における4歳以上での不活化ポリオワクチン追加接種状況　　　　　　　　　　　　　　　（文献4〜6）より）
先進国の多くでは，4歳以上で追加接種が実施されている．

ため，残念ながらほとんど接種は進んでいない．これには，2回目の追加接種に関する情報やポリオに対する理解が不足していることなどさまざまな要因が考えられるが，なかでも接種費用の負担は，任意接種ワクチンの接種率を低下させている大きな要因となっている．任意接種ワクチンについては，これまで地方自治体での公費助成制度の導入や住民への啓発運動により，接種率が向上することが報告されており，接種費用の負担の軽減は，接種率向上の一助となることがわかっている．青森県藤崎町では全国に先駆け，2017年4月1日から不活化ポリオワクチンの就学前追加接種に対して全額公費助成を開始した．対象者は，小学校就学前の1年間にある小児である．同様に就学前追加接種へ助成する自治体が増えだした．そもそも定期接種と任意接種という分類は国や自治体の財政事情などによるもので，接種の必要性はどのワクチンも変わらない．就学前追加接種が1日も早く定期接種化されることが望まれる．

4 » 1975〜1977年生まれの人たちは追加接種を受けたほうがよいのか？

わが国で継続して実施されている血清免疫学調査のデータによると，1975〜1977年生まれの世代はポリオウイルスに対する血清中和抗体価が陰性，あるいは低値である人の割合が高いという結果が得られている[1]．3つの血清型のなかで，とくに1型の抗体保有率がこの年代で低い．3型については，ほかの世代でも抗体価が陰性や低値の人が目立ち，1975〜1977年

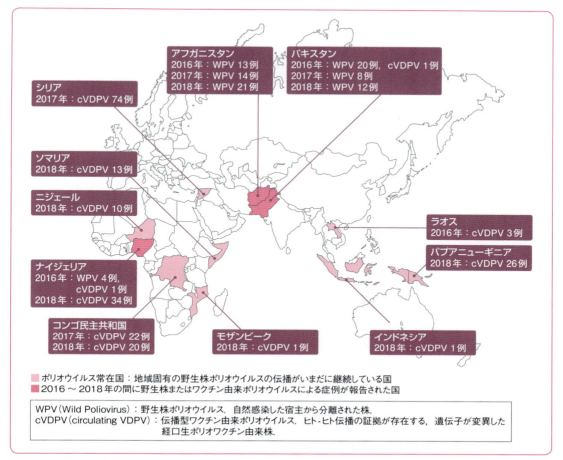

図19-2　ポリオ発生状況（2016年～2018年）　　　　　　　　　　　　　　　　　　　　　　　　（文献7, 8）より作成）
海外では，ポリオが流行している地域がある．

　生まれの人たちに限らない．わが国では1964年にポリオが定期接種となり，その時点から2回接種法を採用していたが，ほかのほとんどの国々ではポリオ接種回数は3回以上である．わが国での接種回数の少なさが抗体価陰性，あるいは低値の原因の1つであると考えられている．

　厚生労働省からの通達によれば，1975～1977年生まれの人に対して，とくに接種を勧奨する機会は流行地への渡航予定があるなど，ポリオ感染のリスクが高いことが予想される場合である．予防接種ガイドライン2007では，「児への経口生ワクチン投与に際して，当該保護者が抗体保有率の低い年齢層（1975～1977年生まれの人）である場合は，極めてまれに家族内感染の可能性がある旨および被害者救済事業に関する情報提供を行うこと」が記載されていた．OPVを使用している限り二次感染の危険性は存在する．そのため抗体価が他の世代に比べて低い1975～1977年生まれの人に追加接種が勧奨されてきたわけだが，IPVの導入によってその危険性もなくなったため追加接種の必要性はなくなった．「予防接種ガイドライン2012」からは，もうその件に関する記載はない．

Ⅱ章 ● キャッチアップしたいワクチン

ポリオ流行国や感染の危険性がある地域を訪れる人はIPVの接種を！

　世界のポリオの現状をみると，いまだに野生株ポリオ流行国は3ヵ国（ナイジェリア，パキスタン，アフガニスタン）ある．一方，根絶国においても，流行国からの輸入ポリオウイルスによる発症・流行，OPVからの二次感染，流行がある（**図19-2**）[7, 8]．筆者は，当時まだポリオ流行国だったインドでのポリオワクチン投与活動に参加するときに，自分のポリオ抗体価を測定したところ1型2型3型ともすべて低値だったため，IPVを1回接種し，すべて抗体価が上昇したのを確認してからインドを訪れた．厚労省は，1975〜1977年生まれの人に限らず，ポリオ流行国および感染の危険性がある地域を訪れる人へはIPVの追加接種を勧めている．

おわりに

　世界中で長年，猛威を振るったポリオは，昨年の自然感染による発症数はパキスタンとアフガニスタンの計33例だけとなり，1988年から始まったポリオ根絶活動はいよいよ最終局面を迎えている．しかしながら，紛争やテロ活動などによりワクチン投与活動が妨げられている地域があり，ポリオ根絶まではまだまだ厳しい局面が続くと思われる．世界からポリオが根絶される日まで，ポリオワクチン接種は乳幼児期での定期接種に加え就学前の追加接種が必要であり，成人においてもポリオ抗体価が発病阻止レベル以下の場合には，世界のポリオ流行状況や日本への輸入感染のリスクを考慮しながら，場合によってはIPV接種を検討すべきと考える．

参考文献

1) 国立感染症研究所：ポリオワクチンに関するファクトシート（平成22年7月7日版）.
2) 法務省：平成30年における外国人入国者数及び日本人出国数等について（確定値）.
   http://www.moj.go.jp/nyuukokukanri/kouhou/nyuukokukanri04_00080.html
3) 甲原照子，小松俊彦，緒方もも子，ほか：輸入エンテロウイルスの調査研究 —国際線航空機汚水からのウイルス分離—臨床とウイルス，13（1）：97-101，1985.
4) European Centre for Disease Prevention and Control：Vaccine Schedule.
   http://vaccine-schedule.ecdc.europa.eu/Pages/Scheduler.aspx
5) World Health Organization, WHO vaccine-preventable diseases: monitoring system. 2016 global summary.
   http://apps.who.int/immunization_monitoring/globalsummary/schedules
6) 国立感染症研究所：日本の定期予防接種スケジュール.
   https://www.niid.go.jp/niid/images/vaccine/schedule/2018/JP20180401_01.pdf
7) Global Polio Eradication Initiative：WILD POLIOVIRUS LIST.
   http://polioeradication.org/wp-content/uploads/2019/02/global-wild-poliovirus-2013-2019-20190219.pdf.
8) Global Polio Eradication Initiative：CIRCULATING VACCINE-DERIVED POLIOVIRUS.
   http://polioeradication.org/polio-today/polio-now/this-week/circulating-vaccine-derived-poliovirus/.

（関場慶博）

II章 ● キャッチアップしたいワクチン

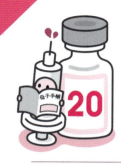

20 小児期に打ち損じた場合

はじめに

　2019年現在，定期の予防接種における標準的な接種スケジュールでは，生後2か月から予防接種が開始され，中学校を卒業するまでに10種類のワクチンを接種することになる．加えて，日本小児科学会は，ロタウイルス，ムンプス（おたふくかぜ），インフルエンザワクチンの任意接種のほか，就学前のジフテリア・百日咳・破傷風のDPT三種混合ワクチン（トリビック）および不活化ポリオワクチン（イモバックスポリオ®）の追加任意接種も推奨している[1, 2]．これらの小児期に受けておくことが推奨される予防接種が未接種または不完全である場合において，補足的に予防接種を行うことを本稿ではキャッチアップ接種と表現し（サプリメンタルまたはフォローアップ予防接種とも表現される），その予防接種の方法について，基本事項を解説する．また，**キャッチアップすべきワクチンの種類は，職業，年齢，基礎疾患，治療薬，妊娠の有無など，個々のリスク評価によっても異なる**が，ここでは主に，一般的な健康成人を対象として，定期接種に用いられるワクチンを中心に解説を行う．

 成人でのキャッチアップ接種を必要としないワクチン

　いくつかのワクチンについては，小児期のみに感染や発症のリスクが限られていたり，予防接種による有効性や安全性の観点などから，通常，小児期のみに予防接種が推奨されるワクチンがある．

　まず，ロタウイルスについては，予防接種後の腸重積の発症リスクを低減するため，5価ワクチン（ロタテック®）では生後32週までに，1価ワクチン（ロタリックス）では生後24週までに，予防接種を完了させる必要があり，発症リスクの低い成人での予防接種を必要としない．

　また，結合型肺炎球菌ワクチン（プレベナー13®）やインフルエンザ菌b型（Hib）ワクチン（アクトヒブ®）については，免疫異常や基礎疾患を有しない健常者であれば，通常，小児期以降の発症がまれであることから，成人での予防接種を必要としない．一方で，正常な免疫状態でない場合には，積極的に予防接種を検討する必要があり，とくに脾摘患者における23価肺炎球菌ワクチン（ニューモバックス®）による感染症の発症予防は保険適用がある．ま

95

た，すべての65歳の高齢者を対象に23価肺炎球菌ワクチンの接種が，定期接種のB類疾病として実施されている．70歳以上の高齢者に対して，5歳刻みの年齢となる高齢者を対象に実施されてきた肺炎球菌ワクチンの定期予防接種は，2019年度以降も，さらに5年間未接種者への経過措置が継続されることとなった．

さらに，BCGについては，乳児，とくに1歳以下の肺外結核および播種性結核に対する予防効果が証明されているが，過去に結核曝露歴のない状態で成人が予防接種を受けた場合の予防接種の効果についてはデータが乏しく，明らかに結核の罹患リスクが高い地域に長期間滞在するなどの生活環境に変化がある場合を除き，一般に成人での予防接種は必要とされない．

キャッチアップ接種の基本（接種間隔と接種回数）

推奨されている予防接種スケジュールより接種間隔が延びてしまった場合でも，通常，**最終的な抗体産生量が有意に減少することはない**とされている．また，一般的に接種間隔が延びてしまったことで，副反応のリスクが高まるとの報告もない．そのため，**接種間隔が規定以上に伸びてしまった場合でも，原則的には，最初から接種をやり直すなどの対応はせず，残りの回数分の接種を行う**．ただし，乳児期と比較して，成人では免疫機能が成熟することにより免疫原性や副反応の発生頻度が異なることには注意が必要となる．具体例として，不活化ポリオワクチンを接種する場合，通常，4歳以上では初回接種回数を3回から2回に減らし，追加接種を4歳以降で接種した場合は4回目の予防接種は不要とされる[3]（留学などの書類提出では合計4回の接種が求められることがある点にも注意する）．また，わが国においては，DPTワクチンの販売が2014年12月より中止とされていたが，2016年に一部製剤に対して小児期以降に追加接種などが可能となる用法用量に関する一部変更が承認され，2018年1月より販売が再開された．これにより，小児期以降のDPTワクチンを用いたキャッチアップ接種が可能となったが，ジフテリア抗原による局所反応の発生頻度が高いことから，成人がDPTワクチンを複数回接種する際には，局所反応の程度を確認しながら，必要に応じて破傷風トキソイド（TT）または減量したジフテリア破傷風混合トキソイド（DT）ワクチンへの変更を検討する．

キャッチアップ接種に用いるワクチンの種類（ワクチンの互換性）

複数の接種回数を必要とするワクチンでは，**過去の接種記録を確認できる場合，原則，同じ製剤を用いてキャッチアップ接種を実施する**．ただし，小児に対する国内の定期接種において，B型肝炎ワクチン（ビームゲン®，ヘプタバックス®-Ⅱ），日本脳炎ワクチン（エンセバック®，ジェービック®），百日咳・ジフテリア・破傷風・不活化ポリオ（DPT-IPV）四種混合ワクチン（テトラビック®，クアトロバック®，スクエアキッズ®）については，製剤の違いは区別されていない．海外で国内に流通のないワクチン製剤を過去に接種している場合，国内の

ワクチン製剤との互換性を評価したデータがないことが多い．そのような場合において，必要な回数の予防接種を完了していない場合，少なくとも，残りの回数の接種を国内で利用可能な製剤を用いて接種することが望ましい．また，被接種者の感染のリスクなどを考慮したうえで，必要に応じて利用可能なワクチンを用いて，予防接種を初回から実施することも考慮される．

　キャッチアップ接種に用いるワクチン製剤について，混合ワクチンの利用が可能であれば，単独ワクチンよりも優先しての使用を検討する．その理由として，予防目的の疾患抗原に加えて混合された抗原疾患の予防が可能となること，混合ワクチンは一般に流通量が多いため安定的な供給があることなどがあげられる．具体的には，麻しん風しん混合(MR)ワクチン(ミールビックなど)，DTPワクチン(トリビックなど)の混合ワクチンの使用が検討される．ただし，DPT-IPVワクチンについては，国内で承認された用法が小児(通常，15歳未満)に限定されていることに注意する．

過去の接種歴と罹患歴の確認

　キャッチアップ接種の適応を判断する際には，過去の接種歴および罹患歴を確認する必要がある．**予防接種歴の確認は，記憶ではなく，記録による確認を原則とし，記録がないものについては，接種歴がないものとして評価することを基本とする**．罹患歴の評価については，水痘などの特徴的な臨床所見を呈する疾患では，臨床診断による罹患歴の記録をもって免疫を保有していると判断する場合もあるが，臨床診断ではなく検査診断にて免疫の保有を確認することが原則となる．また，破傷風については，罹患歴があっても，自然感染によるトキソイド抗体の獲得は期待できないため，予防接種を行う必要があることに注意する．年齢によって，過去の定期接種制度の有無や自然感染による疫学的免疫保有率が異なる．麻しん，風しん，水痘，おたふくかぜ(流行性耳下腺炎)などの感染力の高いウイルス性疾患では，一定程度，すでに免疫を保有している可能性があり，抗体検査が実施可能な感染症については，必要に応じて，予防接種の前に抗体検査で免疫状態を評価することも選択肢となる．一方で抗体検査による評価は免疫全体の一指標に過ぎず，体質などにより陽転しない場合もあるため，過去の記録に基づく接種回数を重視する．その場合，1回の予防接種での免疫獲得失敗の予防や長期間有効となる高い抗体価の獲得を目的に，通常2回の予防接種を必要とする．ただし，抗体検査の結果が，陰性以外の場合には，過去に抗原に対する曝露歴があると考えられ，1回の接種によるブースター効果が期待されることから，必ずしもそこから2回の接種は必要とされない．

キャッチアップ接種を実施するタイミング

　定期接種のみならず，任意の予防接種を行う機会にも，過去の予防接種の記録を確認し，接種を完了していない推奨ワクチンがある場合には，キャッチアップ接種を勧める．また，病気で医療機関を受診した際，留学や観光などの目的で海外へ行く際など，さまざまな機会をとらえて，必要な予防接種を評価するきっかけとすることが大切である．とくに風しんについては，2018年からの流行を受けて，2019年から2021年度末までの間，小児期に定期接種として風しんの予防接種を受ける機会のなかった1962年4月2日から1979年4月1日までの間に生まれた男性を対象に，抗体検査を実施し，抗体基準値未満であれば，定期接種（風しん5期）を実施する追加的対策が実施されている．

　予防接種は感染症疾患に対する最も費用対効果の高い介入方法であり，さまざまな医療機関への受診機会をとらえて，適切なキャッチアップ接種が実施されるよう働きかけたい．

参考文献

1) 公益社団法人日本小児科学会予防接種・感染対策委員会：日本小児科学会が推奨する予防接種スケジュール．2016．
2) 一般社団法人日本プライマリ・ケア連合学会：こども（0歳〜19歳）ワクチン接種スケジュール．おとなとこどものワクチンサイト．https://www.vaccine4all.jp/shared/files/vaccine_A4_0_19.pdf
3) Centers for Disease Control and Prevention：Catch-Up Immunization Schedule for Persons Aged 4 Months Through 18 Years Who Start Late or Who Are More Than 1 Month Behind．2018．

〈氏家無限〉

II章 ● キャッチアップしたいワクチン

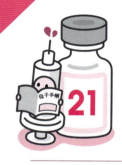

21 小児期に海外にいた場合

はじめに

　外務省が報告する「海外在留邦人数調査統計」によれば，2017年の海外長期滞在者数は約86.7万人にのぼっており，海外に長期滞在する日本人の数は増加傾向にある[1]．とくにアジア地域を含めた途上国に滞在する海外勤務者の増加が著しく，この傾向は今後も強まることが予想される．さらに外務省の「在留邦人子女数調査統計」によれば，海外に滞在している小学生や中学生といった学齢期の小児数も増加しており，2016年はその数が約7.9万人であった[2]．また，独立行政法人日本学生支援機構が実施している「協定等に基づく日本人学生留学状況調査」によれば，大学などが把握している日本人学生の海外留学状況は，2016年度で約9.6万人となり，留学者数の多い国は，アメリカ合衆国が20,159人，オーストラリアが9,472人，カナダが8,875人であった[3]．

　このような状況下，海外で小児期を過ごした成人も増えている．本稿では，海外で小児期を過ごした成人に対するワクチン接種の考え方を示す．

A 基本的な考え方

　ワクチンを接種する目的は，ワクチンで予防できる病気(vaccine preventable disease：VPD)から身を守ることである．海外で小児期を過ごした成人が日本に帰国した場合にも，ワクチン接種の目的は変わらず，基本的な考え方は同じである．重要なことは，ルーチンワクチン(定期接種)の接種が完了しているかどうかである(表21-1)[4,5]．成人に対して，どのワクチンをルーチンワクチンとするかは各国で異なるが，一般的には，麻しん，風しん，ムンプス(おたふくかぜ)，水痘，インフルエンザ，破傷風，HPVなどがあげられる(表21-2)[6〜9]．

B 日本での成人におけるルーチンワクチン

　日本での成人におけるルーチンワクチンは，麻しん，風しん，ムンプス，水痘，インフルエンザ，破傷風，日本脳炎などが該当すると考えられる[10]．

99

Ⅱ章 ● キャッチアップしたいワクチン

表21-1 海外で小児期を過ごした成人に対するワクチン

【基本的な考え方】
・海外で小児期を過ごした成人が，日本に帰国した場合でも，重要なワクチンはルーチンワクチンである．

【具体的な対応】
・過去の接種歴と罹患歴を確認する．
・ルーチンワクチンを各ワクチンで必要とされる回数を完了する．
・接種間隔が規定より長く開いてしまった場合でも，原則的には，最初から接種し直すなどの対応はせず，通算の接種回数を全うする．
・原則的には，同じワクチン製剤で追加接種するが，ワクチン製剤の互換性に問題ない場合には通算の接種回数を全うする*．

＊：国内に流通のないワクチン製剤を過去に接種している場合，国内のワクチン製剤との互換性を評価したデータがないことが多い．この場合には，感染症の感染リスクや重症度などを考慮し，臨機応変に対応する．

(文献4，5) より)

表21-2 ワクチンプログラム情報が得られるサイト

【海外の予防接種プログラム】
・WHO vaccine-preventable diseases: monitoring system.
　http://apps.who.int/immunization_monitoring/
・National Network for Immunization Information.
　http://www.immunizationinfo.org/vaccines
・Immunization Action Coalition.
　http://www.immunize.org/states/
・European Centre for Disease Prevention and Control. Vaccine schedules in all countries of the European Union.
　https://vaccine-schedule.ecdc.europa.eu/
・Centers for Disease Prevention and Control. Immunization Schedules.
　https://www.cdc.gov/vaccines/schedules/index.html
・外務省医務官情報.
　http://www.mofa.go.jp/mofaj/toko/medi/

【日本の予防接種プログラム】
・国立感染症研究所．予防接種スケジュール.
　http://www.niid.go.jp/niid/ja/vaccine-j/2525-v-schedule.html

(文献6〜9) より)

1 》 麻しん・風しん・ムンプス・水痘

　麻しん，風しん，ムンプス，水痘に罹患したことのない成人にとって，各ワクチンを2回接種することが予防の基本的な考え方である．各ワクチンの接種が完了していない場合には，未接種回数分を接種する．これら麻しん，風しん，ムンプス，水痘ワクチンの場合は，接種間隔が規定より長く開いてしまった場合でも，はじめからやり直す必要はなく，通算の接種回数を完了する．

2 》 インフルエンザ

　インフルエンザワクチンは，年1回接種する．

3 》 破傷風・ジフテリア・百日咳

　海外では成人に対して，破傷風トキソイドでなく，ジフテリアや百日咳も含有された

100

表21-3 主なワクチンの各国語訳

	英語	フランス語	ドイツ語	スペイン語	ポルトガル語	中国語	ハングル
BCG	BCG	BCG	BCG	Vacuna antituberculosa	BCG	卡介苗	BCG
ポリオ	Polio	Poliomyélite	Polio	Poliomielitis	Poliomielite	脊髓灰质炎（小儿麻痹）	폴리오
三種混合 (DPT)	Diphtheria, Pertussis, Tetanus Combined (DPT)	DTC (Diphtérie-tétanos-coqueluche)	Diphtherie, Keuchhusten, Tetanus kombiniert (DPT)	Difteria, tos ferina y tétanos combinados (DPT)	Difteria, Coqueluche e Tétano Combinado (DPT)	三种混合（白喉，百日咳，破伤风）	3종혼합（백일해，파상풍，지프테리아）
麻しん	Measles	Rougeole	Masern	Sarampión	Sarampo	麻疹	홍역
おたふくかぜ	Mumps	Oreillons	Mumps	Parodititis	Caxumba (Parodititis)	腮腺炎	항아리손님
風しん	Rubella	Rubéole	Röteln	Rubéola	Rubéola	风疹	풍진
水痘	Varicella	Varicelle	Windpocken	Varicela	Varicela	水痘	수두
B型肝炎	Hepatitis B	Hépatite à virus B	Hepatitis Typ B	Hepatitis B	Hepatitis B	B型肝炎	B형 간염
日本脳炎	Japanese Encephalitis	Encéphalite japonaise	Enzephalitis japonica	Encefalitis japonesa	Encefalite Japonesa	日本脑炎（乙型脑炎）	일본뇌염

（文献11, 12) より作成）

Tdap（三種混合）が接種されている国もある．しかし，Tdapは，現在日本では承認されていない．日本では，破傷風トキソイドや二種混合DT（ジフテリア・破傷風）もしくは三種混合DPT（ジフテリア・百日咳・破傷風）での接種になる．

4 » 日本脳炎

アジア以外の国では日本脳炎ワクチンをルーチンに接種していないため，海外で小児期を過ごした成人は日本脳炎ワクチンを接種していない可能性がある．日本では現在でも日本脳炎ウイルスが活動しているため，日本脳炎ワクチンは成人に対しても重要なワクチンである．未接種の成人には，年齢を問わず接種を開始する．

5 » HPVワクチン

HPVワクチンを接種していない思春期以降の成人には接種を推奨する．

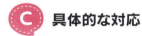
具体的な対応

①海外でワクチン接種を行った場合でも，予防接種記録を記載されていることが多い．このため，予防接種記録で接種歴を確認する（**表21-3**）[11, 12]．海外では混合ワクチンが多く，どのワクチンを何回接種したのかを確認する．

②今後の生活基盤が，日本になるのか，海外になるのかを聴取する．日本の場合には，日本のルーチンワクチンに従い接種する．一方，海外への出張や長期滞在を控えている場合には，当該国のプログラムにしたがい各ワクチンを接種することも検討する．

Ⅱ章 ● キャッチアップしたいワクチン

③接種間隔が規定より長く開いてしまった場合でも，原則的には，最初から接種し直すなどの対応はせず，通算の接種回数を全うする．

④原則的には，同じワクチン製剤で追加接種するが，ワクチン製剤の互換性に問題ない場合には通算の接種回数を全うする（国内に流通のないワクチン製剤を過去に接種している場合，国内のワクチン製剤との互換性を評価したデータがないことが多い．この場合には，感染症の感染リスクや重症度などを考慮し，臨機応変に対応する）．

おわりに

ワクチンを接種する目的は，VPDから身を守ることである．海外で小児期を過ごした成人に対しても，重要なワクチンはルーチンワクチンである．そのため，ルーチンワクチンの各ワクチンで必要とされる回数を年齢相応に接種することが大切である．

●● 参考文献 ─────

1) 外務省：海外在留邦人数調査統計.
   https://www.mofa.go.jp/mofaj/toko/page22_000043.html
2) 外務省：海外在留邦人子女数統計.
   https://www.mofa.go.jp/mofaj/toko/tokei/hojin_sj/
3) 独立行政法人日本学生支援機構：協定等に基づく日本人学生留学状況調査.
   https://www.jasso.go.jp/about/statistics/intl_student_s/index.html
4) 宮津光伸：海外渡航者および帰国者への対応. 小児科診療, 75 (4)：589-599, 2012.
5) 中野貴司：グローバル時代の小児の予防接種 ―在日外国人と海外渡航者. 小児科診療, 76 (6)：895-902, 2013.
6) World Health Organization：vaccine-preventable diseases: monitoring system.
   http://apps.who.int/immunization_monitoring/globalsummary
7) European Centre for Disease Prevention and Control：Vaccine schedules in all countries of the European Union.
   https://vaccine-schedule.ecdc.europa.eu/
8) Centers for Disease Prevention and Control：Immunization Schedules.
   https://www.cdc.gov/vaccines/schedules/index.html
9) Immunization Action Coalition.
   http://www.immunize.org/states/
10) 国立感染症研究所：予防接種スケジュール.
    http://www.niid.go.jp/niid/ja/vaccine-j/2525-v-schedule.html
11) 平山宗宏，中村安秀，岡部信彦（監）：子どものための予防接種 各国の情報―2004年度版. 財団法人母子衛生研究会, 東京, 2005.
12) 福島慎二：海外で幼小児期を過ごした場合のワクチン接種. 治療, 95 (8)：1481-1483, 2013.

（福島慎二）

Ⅲ章
年齢別 これから必要なワクチン

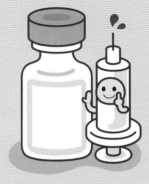

Ⅲ章 ● 年齢別 これから必要なワクチン

思春期以降のワクチン

ヒトパピローマウイルス

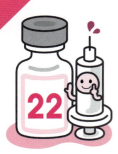

定期/任意	生/不活化	回　数
小児定期/任意	不活化	3回

対象者	接種間隔
定期：小学校6年生〜高校1年生相当の女子 任意：10歳以上（2価），9歳以上（4価）	2価：②は①の1ヵ月後，③は①から6ヵ月あける 4価：②は①の2ヵ月後，③は①から6ヵ月あける 標準的な接種ができなかった場合は 2価：②は①から1ヵ月以上，③は①から5ヵ月以上かつ③は②から2ヵ月半以上あける 4価：②は①から1ヵ月以上，③は②から3ヵ月半以上あける

疾患について

1）原因となるウイルス：ヒトパピローマウイルス（human papillomavirus：HPV）は，パピローマウイルス科に属する環状構造の二本鎖DNAウイルスである．

2）感染経路：主に性感染症，性的接触や出産時の母子感染．接触感染で皮膚や粘膜から感染する[1]．

3）疾患について：HPV感染症は，子宮頸がん，肛門がん，腟がん，陰茎がん，咽頭がんなどのがんや，尖圭コンジローマなどの原因となる．

HPVは100種類以上の型があり，そのうちがんとの関連の程度によって「高リスク」と「低リスク」に分けられる．がんの原因となるHPVは「高リスク型HPV」と分類される[2]．「高リスク」に分類されるのは16，18，31，33，35，39，45，51，52，56，58，59，68，69，73および82型で，前がん病変を経てその一部ががんになる．とくにHPV16型と18型の2種類が，子宮頸がんの原因の70％を占めており，頻度の高い7つの型（16，18，45，31，33，52，58型）で90％を占めている．そのほか，HPV6型や11型は，尖圭コンジローマなどの原因となる[3,4]．

HPVは性交渉の経験がある女性の50〜80％の女性が生涯で一度は感染するとされている[2]．HPVに感染しても90％以上の感染者では，感染後数年以内にウイルスが自然に排除されるが，排除されずに長期間持続感染したままでいると，がんや尖圭コンジローマが生じることがある．

22 ヒトパピローマウイルス

表1　子宮頸がん罹患数，死亡数（2018年）

	年間罹患数（人）	年間死亡数（人）
アジア	315,000	168,000
アフリカ	119,000	81,000
北南米	71,000	34,000
ヨーロッパ	61,000	25,000
オセアニア	2,400	1,200

（文献5）より改変）

接種状況と患者数

1）疫学：世界では，年間約57万人が子宮頸がんを発症し，31万人が死亡している．世界の なかで，アジアは1番子宮頸がんの多い地域である（**表1**）[5]．

　日本では，年間約10,000人が子宮頸がんを発症し，2016年には2,710人が死亡している． 最近は，とくに若い年齢層（20〜39歳）の子宮頸がんの罹患数が増えており，40歳未満の女 性の2番目に多いがんである[6]．子宮頸がんは，HPVの持続感染により，まず子宮頸部に前 がん病変（異形成）が生じ，その後，数年から数十年を経て子宮頸がんに進展する．

　尖圭コンジローマは男女性器にできるいぼ状の良性腫瘍で，治療してもくり返しやすいた め，しばしば精神的な苦痛を伴う．通常，自覚症状はないが，陰部のいぼ，不快感や痛み， 出血がみられることがある．2016年には約5,700人の尖圭コンジローマ患者が報告されて いるが，実際には報告されていない患者を含めると，罹患数はもっと多いと推察されている．

2）接種状況：国の予防接種プログラムとしてHPVワクチンが導入されているのは92ヵ国 （2019年2月）である．

　日本では，2010年度からHPVワクチン接種の公費助成が開始され，2013年4月に予防 接種法に基づき定期接種化された．しかし接種後に慢性疼痛や運動障害などの多様な症状が 報告され，2ヵ月後の同年6月に接種の積極的勧奨が中止された．接種対象であった1994〜 1999年度生まれの女子のHPVワクチン接種率は中止以前は70％程度だったが，積極的勧 奨中止により2000年度以降生まれの女子の接種率は劇的に低下し，2002年度以降生まれ の女子では1％未満の接種率となっている．これに対する各学会の対応を**表2**にまとめる．

　積極的勧奨が差し控えられている現在も，HPVワクチンは定期接種のため，本人と保護 者が希望すれば定期接種として接種可能である．

予防と診断

　子宮頸がんや前がん病変の予防には，病気になる前の予防（一次予防）のHPVワクチン接 種と，病気の早期発見（二次予防）の子宮頸がん細胞診（子宮がん検診）がある．細胞診によっ てがんが疑われた場合は，さらに組織診（コルポ診）などの検査によって診断する．また，範

105

Ⅲ章 ● 年齢別 これから必要なワクチン

表2 各学会の考え方

学術団体	年 月	内 容	関連サイト
日本小児科学会・要望書	2014年10月	積極的接種勧奨再開の要望	http://www.jpeds.or.jp/uploads/files/HPV141006.pdf
日本産科婦人科学会・声明	2015年8月, 2017年1・8・12月, 2018年6月	正しい理解のための情報提供と積極的勧奨の早期再開を強く求める声明を発信	http://www.jsog.or.jp/modules/statement/index.php?content_id=2
予防接種推進専門協議会・見解	2016年4月	参加学術団体15団体に日本産婦人科医会・日本婦人科腫瘍学会2団体を含む17団体によるHPVワクチン接種推進に向けた関連学術団体の見解をホームページならびに英文誌に投稿	http://vaccine-kyogikai.umin.jp/pdf/20160418_HPV-vaccine-opinion.pdf
日本プライマリ・ケア連合学会・要望書・声明	2018年12月	積極的勧奨の即時再開を求める要望書 同時に「医療従事者の方へ」の声明,「HPVワクチンの接種をお考えの皆様方へ」の声明も公表	「厚生労働省」への要望書 https://www.vaccine4all.jp/files/topics/1/topics-15-1.pdf 「医療従事者の方」への声明 https://www.vaccine4all.jp/files/topics/1/topics-15-2.pdf 「HPVワクチンの接種をお考えの皆様方」への声明 https://www.vaccine4all.jp/files/topics/1/topics-15-3.pdf

囲が広い場合は診断と治療のために円錐切除を行うこともある. 円錐切除後は卵管粘液分泌が減少し妊孕性が低下するため, 妊娠するまでの期間が長くなる可能性が高くなり, 早流産や低出生体重児の増加のリスクもある[7]. そのためHPVワクチンで感染を防ぎ, 前がん病変になることを予防することが最も重要である[8]. 尖圭コンジローマは, 陰部にいぼ状の病変がみられるため, 医師の診察(視診)によって診断する.

また, HPV感染は核酸同定検査で診断する. 日本では, 子宮頸がん検診とともにHPV検査を行う臨床試験が行われており, 海外では子宮頸部細胞診の代わりにHPV検査で検診を行っている国も増えてきている.

子宮頸がん予防には, 一次予防のHPVワクチンと, 二次予防の子宮頸部細胞診(子宮がん検診)の両方を受けることで予防効果が増す. ワクチン接種率と検診受診率の双方を上げることが, がんの罹患率を減らすために必要である.

● 治 療

子宮頸がんの一般的な治療法は手術で病巣部を切除する. がんの広がりによって手術の方法が異なり, がんのある子宮頸部の組織を円錐状に切除する方法(円錐切除術)や, 子宮を切除する単純子宮全摘出術, 子宮と腟などを取り除く子宮全摘出術などがある. がんの進行によっては, 放射線治療や抗がん剤による化学療法も行う.

尖圭コンジローマの治療は, 病変の切除, レーザー蒸散法, 電気メスによる焼灼法, 液体窒素による凍結法などの外科的な治療を行う. 軟膏を塗布する薬物療法もある. 本人が治癒しても, パートナーがHPVに感染している場合は再感染の可能性がある.

22 ヒトパピローマウイルス

HPVワクチンの種類

　HPVワクチンの目的は，HPVの感染を予防し，子宮頸がんの前がん病変(異形成，子宮頸部上皮内腫瘍)を減らし，子宮頸がんにかかる人と亡くなる人をできるだけ減らすことである．

　わが国では2価ワクチンと4価ワクチンの2種類が承認されているが，どちらも子宮頸がん全体の70%の原因を占めるHPV16型とHPV18型の感染予防を主な目的としている[2]．2価ワクチン(サーバリックス®)はHPV16型と18型の2種に対応し，4価ワクチン(ガーダシル®)はHPV16型，18型に加えて，性器の良性病変である尖圭コンジローマの原因となるHPV6型，11型にも対応し，尖圭コンジローマも予防できる．

　海外では，9価ワクチン(Gardasil9®)が使用されている．この9価ワクチンは，子宮頸がんの原因になるほとんどのHPVの型を予防するため，より高い予防効果がある[9]．Gardasil9®の接取回数は9〜14歳に2回，15歳以上に3回である．日本では承認申請中である．

　HPVワクチンはすべて筋肉注射である．

HPVワクチンの効果

　ワクチンによる感染予防のメカニズムは，ワクチン接種によって誘導されたHPVに対する抗体が，子宮頸部の粘膜に滲出して感染を防ぐと考えられている[10]．HPVは一度感染しても免疫を獲得しにくいため，自然排除されても何度でも感染を繰り返す可能性があり，ワクチンによる感染予防が重要となる．ワクチンは接種後10年以上予防効果を維持することがわかっているが，それ以上は接種開始してからの期間が短いため，今後経過を見ている必要がある．

　定期接種を開始している国では，ワクチン接種前の世代と，接種している世代を比較して，接種世代でHPV16/18感染率が有意に減少しているという報告がある[11〜13]．これは，HPV感染者数が減少すると，接種していない人も感染する機会が減少するために，社会全体のウイルス感染率が減少する効果があることを示している．これを集団免疫効果という．

　2，4価ワクチンは，発売前の第3相試験で，未感染者のHPV16/18の感染をほぼ100%予防し，子宮頸部の中等度〜高度の異形成(CIN2〜3)および上皮内腺がん(AIS)をほぼ100%予防することが報告され[14]，これをもとに20年以降，欧米で定期接種プログラムが開始された．

　定期接種開始から5年以上経過した米国，オーストラリア，イギリスなどから，ワクチン型のHPV感染が劇的な減少(90%の減少)[11,15]と，前がん病変(CIN2〜3，AIS)の減少(最大85%の減少)が報告され[16]，浸潤がんの減少の報告も出てきており[17]，ワクチンの高い予防効果がわかっている．

　日本国内からもHPVワクチン接種によるHPV16/18の感染率の減少(94%の減少)[18]や，前がん病変(クラスASC-US以上)におけるHPV感染率の有意な減少[19]の報告がある．また，

107

Ⅲ章 ● 年齢別 これから必要なワクチン

ASC-US以上のみならず，高度異形成（クラスHSIL以上）と前がん病変（CIN1〜2以上）の減少も報告されている[20〜22]．また，2011年から2016年にHPVワクチン接種した世代の子宮頸部前がん病変（CIN3以上）罹患率は0.09％であったが，接種した世代では0.0％であったという報告[23]もあり，国内からもHPV感染のみならず前がん病変減少の報告も出てきている．

HPVワクチン接種対象

HPVワクチンには，接種時にすでに感染しているHPVの排除や，すでに生じているHPV感染症の進行予防効果はない．そのため，HPVに感染するリスクとなる性交渉を経験する前にHPVワクチンを接種することが望ましい．性交渉歴がある人でも，まだ感染していない型のHPVには予防効果が期待できる．また，HPVワクチンは，前述の通りすべてのタイプのHPV感染を予防できるわけではないため，HPV接種後も定期的に子宮頸がん検診を受けることが大切である．

なお，わが国ではHPVワクチンの男性への接種が承認されていないが，海外では肛門がんや尖圭コンジローマの予防と，女性への感染予防の目的として，男性にもHPVワクチンが使用され，イギリスなど定期接種を行っている国もある．

ワクチン接種の年齢の上限について添付文書には記載がないが，アメリカでは男女45歳までの接種が承認されている[24]．

HPVワクチンによる副反応・有害事象

HPVワクチン接種後にみられる主な副反応として，発熱や接種した部位の痛みや腫れ，注射による痛みがある．また，恐怖，興奮などをきっかけとした失神の報告もある．2017年8月末までのHPVワクチン接種後の副反応疑いは3,130人（10万人あたり92.1人）であり，うち医師または企業が重篤と判断したものは1,784人（10万人あたり52.2人）と報告がある．

とくに，接種後に生じたと報告されている多様な症状（頭痛，倦怠感，関節痛，筋肉痛，筋力低下，運動障害，認知機能の低下，めまい，月経不整，不随意運動，起立性調節障害，失神，感覚鈍麻，けいれんなど）は機能性身体症状であるとされている．全国疫学調査において，HPVワクチン接種後の症状と同様の多様な症状を呈する者が，接種歴のない者にも一定数存在し，（12〜18歳女子では10万人あたり20.4人，接種歴不明を全員「接種歴なし」と仮定した場合46.2人），症状は接種の有無に差がないと報告された[25]．また，名古屋市における疫学調査（NAGOYA STUDY）においても，ワクチン接種後に報告された多様な症状とワクチン接種との間に関連を認めないことが報告されており[26]，ワクチン接種後に報告された多様な症状は，現在までにHPVワクチンとの因果関係を証明する科学的・疫学的根拠は示されていない．

一方で，思春期の女性に機能性身体症状が一定の割合で生じることがわかってきており，

22 ヒトパピローマウイルス

このような症状で苦しむ方の支援や医療者側での連携と対応を適切に行うようにすることが，HPVワクチンによってHPV関連疾患を予防するうえでも重要である．

ワクチン接種時の説明

HPVワクチンに関する情報提供について以下の4つのポイントを説明するとわかりやすい．
1　どんな病気か
2　原因がHPVであること，感染方法
3　ワクチンの効果
4　ワクチンの副反応
日本小児科学会の「知っておきたいわくちん情報」[28]などが，説明のときに使いやすい．
また，2018年1月厚生労働省がリーフレットを作成している[27〜31]．

> 日本小児科学会「知っておきたいわくちん情報」
> http://www.jpeds.or.jp/uploads/files/VIS_21Human%20papilloma.pdf
> 岡山県「娘さんを持つ保護者の方へ」
> http://www.pref.okayama.jp/uploaded/attachment/257361.pdf
> 厚労省のHPVワクチン説明サイト
> https://www.mhlw.go.jp/bunya/kenkou/kekkaku-kansenshou28/qa_shikyukeigan_vaccine.html

接種後の対応と補償制度

接種後になんらかの症状が現れた場合に備えて，日本医師会が「HPVワクチン接種後に生じた症状に対する診療の手引き」[32]を出している（図1）．また，その診療窓口は全国に設置されている．

救済制度は「厳密な医学的な因果関係までは必要とせず，接種後の症状が予防接種によって起こることを否定できない場合も救済の対象」となっている．

おわりに

HPVワクチンによるHPV感染予防と，前がん病変の予防は証明されており，数年以内に浸潤がんの予防効果も明らかになると思われる．これは，感染からがんになるまでに20〜30年以上を要するためで，ワクチンの接種が始まってからの時間がそれを超えてからはじめてがんの罹患率の低下が明らかになるためである．子宮頸がんは，前がん病変を経てがんになることがわかっており，前がん病変が減っている時点で効果があるといってもよい．オーストラリアは，2028年には子宮頸がんがまれながんになり，2066年には克服する（10万人

109

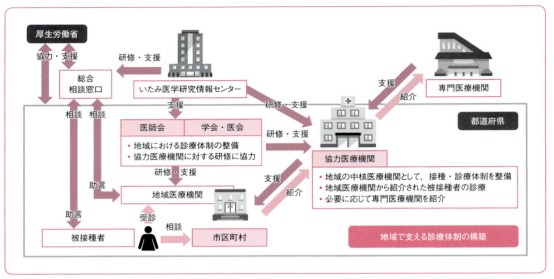

図1 HPVワクチン接種にかかる診療・相談体制

に1例未満）と推測している[33]．

　現在，HPVワクチンは積極的勧奨が差し控えられているが，これは，自治体から接種対象者にお知らせを届けることを中止しているということである．このため，接種対象の年齢の女子は自分が無料で接種できることを知らずに過ごしている．その少女たちが，10年，20年後に子宮頸がんになった時に，自分にワクチンという選択があったことを知らなかったということにならないように，自分に無料で接種できるHPVワクチンという選択肢があるということを自治体が対象者に伝えることが重要である．

　子宮頸がんになる女性が1人でも少なくなるように，正しい情報を伝え，ワクチン後の症状についても十全に対応できるように対策して，HPV感染と子宮頸がんを克服する日が来ることを願っている．

参考文献

1) Smith EM, Ritchie JM, Yankowitz J, et al：Human papillomavirus prevalence and types in newborns and parents：concordance and modes of transmission. Sex Transm Dis, 2004；31（1）：57-62, 2004.
2) Bosch FX, Lorincz A, Muñoz N, et al：The causal relation between human papillomavirus and cervical cancer. J Clin Pathol, 55（4）：244-265, 2002.
3) zur Hausen H：Papillomaviruses and cancer：from basic studies to clinical application. Nat Rev Cancer, 2（5）：342-350, 2002.
4) World Health Organization：Human papillomavirus vaccines. WHO position paper. Wkly Epidemiol Rec, 84（15）：118-131.
5) ICO Information Centre on HPV and Cancer：Human Papillomavirus and Related Diseases Report. 2019.
6) 国立がん研究センターがん情報サービス：最新がん統計．
　https://ganjoho.jp/reg_stat/statistics/stat/summary.html
7) Spracklen CN, Harland KK, Stegmann BJ, et al：Cervical surgery for cervical intraepithelial neoplasia and prolonged time to conception of a live birth：a case-control study. BJOG, 120（8）：960-965, 2013.
8) Krigiou M, Koliopoulos G, Martin-Hirsch, P, et al：Obstetric outcomes after conservative treatment for intraepithelial or early invasive cervical lesions：systematic review and meta-analysis. Lancet, 367（9509）：489-498, 2006.
9) Huh WK, Joura EA, Giuliano AR, et al：Final efficacy, immunogenicity, and safety analyses of a nine-valent human

papilloma vaccine in women aged 16-26 years. Lancet, 390 (10108) : 2143-2159, 2017.

10) Stanley M, Lowy DR, Frazer I : Chapter 12 : Prophylactic HPV vaccines : underlying mechanisms. Vaccine, Suppl 3 : S3/106-113, 2006.

11) Tabrizi SN, Brotherton JM, Kaldor JM, et al : Assessment of herd immunity and cross-protection after a human papillomavirus vaccination programme in Australia : a repeat cross-sectional study. Lancet Infect Dis, 14 (10) : 958-966, 2014.

12) Cameron RL, Kavanagh K, Pan J, et al : Human papillomavirus prevalence and herd immunity after introduction of vaccination program, Scotland, 2009-2013. Emerg Infect Dis, 22 (1) : 56-64, 2016.

13) Berenson AB, Hirth JM, Chang M : Change in human papillomavirus prevalence among U. S. women aged 18-59 years, 2009-2014. Obstet Gynecol, 130 (4) : 693-701, 2017.

14) FUTURE II Study Group : Quadvivalent vaccine against Human papillomavirus to prevent high-grade cervical lesions. N Eng J Med, 356 (1197) : 1915-1927, 2007.

15) Garland SM, Kjaer SK, Muñoz N, et al : Impact and Effectiveness of the Quadrivalent Human Papillomavirus Vaccine : A Systematic Review of 10 Years of Real-world Experience. Clin Infect Dis, 63 (4) : 519-527, 2016.

16) Crowe E, Pendeya N, Brotherton JM, et al : Effectiveness of quadrivalent human papillomavirus vaccine for the prevention of cervical abnormalities : case-control study nested within a population based screening programme in Australia. BMJ, 348 : g1458, 2014.

17) Luostarinen T, Apter D, Dillner J, et al : Vaccination protects against invasive HPV-associated cancers. Int J Cancer, 142 (10) : 2186-2187, 2017. doi : 10.1002/ijc. 31231.

18) Kudo R, Yamaguchi M, Sekine M, et al : Bivalent Human Papillomavirus Vaccine Effectiveness in a Japanese Population : High Vaccine-Type-Specific Effectiveness and Evidence of Cross-Protection. J Infect Dis, 219 (3) : 382-390, 2019.

19) Tanaka H, Shirasawa H, Shimizu P, et al : Preventive effect of human papillomavirus vaccination on the development of uterine cervical lesions in young Japanese women. J Obstet Gynaecol Res, 43 (10) : 1597-1601, 2017.

20) Ozawa N, Ito K, Tase T, et al : Lower incidence of cervical intraepithelial neoplasia among young women with human papillomavirus vaccination in Miyagi, Japan. Tohoku J Exp Med, 243 (4) : 329-334, 2017.

21) Kanno R, Konishi H, Sauvaget C, et al : Effectireness of HPV vaccination against high grade cervical lesions in Japan. Vaccine, 36 (52) : 7913-7915, 2018.

22) Matsumoto K, Yaegashi N, Iwata T, et al : Early impact of the Japanese immunization program implemented before the HPV vaccination crisis. Int J Cancer, 141 (8) : 1704-1706, 2017.

23) Yagi A, Ueda Y, Ikeda S, et al : Evaluation of future cervical cancer risk in Japan, Based on birth year. Vaccine, 37 (22) : 2889-2891, 2019.

24) FDA : FDA approves expanded use of Gardasil 9 to include individuals 27 through 45 years old. 2018. https://www.fda.gov/news-events/press-announcements/fda-approves-expanded-use-gardasil-9-include-individuals-27-through-45-years-old

25) 厚生労働省 : 第23回厚生科学審議会予防接種・ワクチン分科会副反応検討部会(平成28年12月26日).

26) Suzuki S, Hosono A : No association between HPV vaccine and reported post-vaccination symptoms in Japanese young women : Results of the Nagoya Study. Papillomavirus Res, 5 : 96-103, 2018. doi : 10.1016/j. pvr. 2018.02.002.

27) 日本小児科学会 : 「知っておきたいわくちん情報」ヒトパピローマウイルス. http://www.jpeds.or.jp/uploads/files/VIS_21Human%20papilloma.pdf

28) 岡山県 : 娘さんを持つ保護者の方へ. http://www.pref.okayama.jp/uploaded/attachment/257361.pdf

29) 厚生労働省 : HPVワクチンの接種を検討しているお子様と保護者の方へ. 2018. https://www.mhlw.go.jp/bunya/kenkou/kekkaku-kansenshou28/dl/hpv180118-info01.pdf

30) 厚生労働省 : HPVワクチンを受けるお子様と保護者の方へ. 2018. https://www.mhlw.go.jp/bunya/kenkou/kekkaku-kansenshou28/dl/hpv180118-info02.pdf

31) 厚生労働省 : HPVワクチンの接種に当たって 医療従事者の方へ. https://www.mhlw.go.jp/bunya/kenkou/kekkaku-kansenshou28/dl/hpv180118-info03.pdf

32) 公益社団法人 日本医師会／日本医学会 : HPVワクチン接種後に生じた症状に対する診療の手引き. http://dl.med.jp/dl-med/teireikaiken/20150819_hpv.pdf

33) Hall MT, Simms KT, Lew JB, et al : The projected timeframe until cervical cancer elimination in Australia : a modelling study, The Lancet public health, 4 (1) : PE19-E27, 2019.

(中山久仁子)

Ⅲ章 ● 年齢別 これから必要なワクチン

思春期以降のワクチン

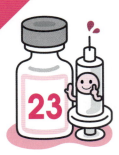

23 髄膜炎菌

定期/任意	生/不活化	回数
任意	不活化	1回

対象者	接種間隔
寮などで集団生活を送るひと，国際的なマス・ギャザリング参加者，免疫低下者，エクリズマブ治療患者，流行地への渡航者，定期接種実施国への留学生	海外では接種年齢や罹患リスクに応じてさまざまな間隔で追加接種の規定があるが，わが国では複数回接種に関する推奨はない．

● 疾患について

1 » 原因となる病原体

　　グラム陰性の双球菌である髄膜炎菌（*Neisseria meningitidis*）が原因となる．本菌は，ヒトの鼻や咽頭の粘膜に定着し，臨床症状を呈する患者以外に，無症候保菌者も存在する．
　　髄膜炎菌は莢膜多糖体の免疫化学的特性により12種類の血清群に分類される．ヒトで問題となるのは，A，B，C，W，X，Y群である．

2 » 感染経路と潜伏期間

　　飛沫感染および接触感染で伝播し，潜伏期間は1～10日である．

3 » 症状と診断

　　侵襲性髄膜炎菌感染症（invasive meningococcal disease：IMD）とは，無菌的な身体部位に髄膜炎菌が侵入し増殖する病態の総称である．菌が血液中で増殖すれば「菌血症」，脳脊髄液であれば「髄膜炎」を発症し，IMDはしばしば重篤な病状を呈する．
　　IMDの症状として，悪寒，発熱，頭痛，意識障害，頸部硬直などがよく知られている．初期の症状は頭痛や発熱で，感冒などの急性感染症との鑑別は容易ではなく，早期診断の難しい場合がしばしばある．
　　発症後の病状の進行は速く，急速に意識障害やけいれんをきたす．発疹を認める頻度が高い疾患でもあり，斑状丘状疹や紫斑がある．病状が急激に悪化する例は「劇症型」と呼ばれ，紫斑の急激な拡大と血圧低下，多臓器不全をきたす．劇症型の予後はとくに不良で，致死率

23 髄膜炎菌

は50％に及ぶ.

　診断方法は，感染部位から髄膜炎菌を検出する．菌の分離培養による診断は，原因菌の抗菌薬感受性を解析できるので，最も有用である．PCR法などの細菌遺伝子検出やラテックス凝集法などによる抗原迅速検査も可能である.

● 接種状況と患者数

1 » ワクチンの概要

　わが国では2014年7月に4価髄膜炎菌ワクチン（商品名：メナクトラ®筋注）が薬事承認され，2015年5月から接種が可能となった．4種類の血清群（A，C，W，Y）の髄膜炎菌の培養液から分離精製した多糖体を，ジフテリアトキソイドタンパクとそれぞれ共有結合させて製剤化している.

　なお，海外ではB群菌に対するワクチンが近年開発された．アメリカでは2015年にB群菌に対するrecombinantワクチンが2製剤承認されたが，わが国では未承認である.

2 » 用法・用量

　4価髄膜炎菌ワクチンは，1回0.5 mLを筋肉内に注射する．アメリカで本ワクチンは生後9か月から接種が可能だが，国内第III相臨床試験では2〜55歳の日本人健常者を対象として実施されたために，2歳未満の幼児に対する使用経験がない．したがって，2歳未満の幼児に対する有効性および安全性は確立していない旨が添付文書に記載されている．また，世界的にも56歳以上の者への使用経験は少なく，高齢者に対する有効性および安全性は確立していない.

3 » 現在の接種状況

　わが国では任意接種，すなわち希望者が接種するワクチンである．国内に導入されて年数が浅いということもあり，髄膜炎菌ワクチンの認知度は医療者・一般国民ともにいまだ十分とはいえない.

4 » 患者好発年齢

　途上国も含めた世界全体では，1歳未満の罹患率が高い．幼児，学童と罹患率は減少するが，10代後半で患者数が再増加する．すなわち，思春期世代はIMDの好発年齢層である．欧米では，大学の寮，軍隊など多人数が共同生活する環境でしばしば流行がみられる．アメリカの定期接種スケジュールでは，11歳で髄膜炎菌ワクチンが勧告されているが，患者好発年齢より早期に，かつ流行伝播の起こりやすい寮生活などに入る前に接種することを目的としている.

　国内においても，好発年齢には同様の傾向がある．2013年4月〜2017年10月の間に

113

Ⅲ章 ● 年齢別 これから必要なワクチン

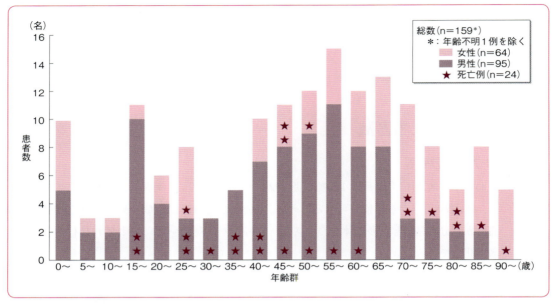

図23-1 侵襲性髄膜炎菌感染症（IMD）患者の性別と年齢分布
日本国内, 2013年4月～2017年10月.　　　　　　　　　　　　　　　　　　　　　（文献1）より）

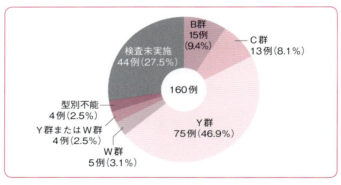

図23-2 侵襲性髄膜炎菌感染症（IMD）患者由来の髄膜炎菌血清群
日本国内, 2013年4月～2017年10月.　　　　　　　　　　　　　　　　　　　　　（文献1）より）

159名のIMD患者報告があり, 患者数が多かったのは0～4歳, 15～19歳, 40～70代であった（図23-1）[1]. 20代でも相当数の患者が報告され, 10代～40代の患者が死亡例の半数以上を占めた. 元気な若者や働き盛りの年齢層でも, ひとたび発症すれば不幸な転帰につながる.

5 » 菌の血清群

髄膜炎菌は13以上の血清群に分類され, IMDで問題となるのは, A, B, C, W, X, Y群菌であることは既述した. わが国のIMD患者から分離される髄膜炎菌の血清群は, 近年の報告ではY群が最も多く半数近くを占め, 次いでB群, C群, W群の順であった（図23-2）[1].

114

検査未実施のため血清群が確定できてないものが27.5％あったが，4価髄膜炎菌ワクチン（A,C,W,Y群）でカバーできる血清群菌の占める割合は約60％であった．

6 » 海外における発生状況

　海外では，途上国・先進国ともに日本より発症頻度は高い．アフリカサハラ砂漠周辺のいわゆる「髄膜炎ベルト (meningitis belt)」地域(西はセネガル，ガンビア，ギニアビサウ，ギニアからマリ，ブルキナファソ，ニジェール，ナイジェリア，チャド，スーダンなどを経て東はエチオピアにいたるアフリカ大陸を横断する地域)では，毎年乾期の流行が続いている．

　渡航医学の領域でも，感染伝播の防止が大切とされる疾患である．2000～2001年のメッカ巡礼では，サウジアラビアに全世界から集まった者たちの間で髄膜炎菌感染症が流行し，帰国後に巡礼者の母国へも感染が拡大した．その教訓を得て，メッカ巡礼時のサウジアラビア入国の条件として，髄膜炎菌ワクチンの接種が要求されるようになった．

　欧米諸国においてIMDの罹患率は日本より高く，とくに集団生活では感染予防策の大切さが強調されてる．乳幼児や10代の者に対して髄膜炎菌ワクチンを定期接種している海外諸国は多い．

7 » IMD罹患のハイリスク者

　細菌の殺菌活性に関与する抗体や補体系に機能異常を認める免疫不全宿主は，IMDのリスクが高い．脾臓摘出患者や解剖学的・機能的無脾症もハイリスク者である．HIV感染者でも罹患頻度の上昇が報告されている．

　エクリズマブ(商品名：ソリリス®点滴静注)やラブリズマブ(商品名：ユルトミリス®点滴静注)治療の対象となる患者では，本ワクチンの保険給付が認められている．エクリズマブは抗補体(C5)モノクローナル抗体製剤であり，発作性夜間ヘモグロビン尿症，非典型溶血性尿毒症症候群，重症筋無力症などの治療薬である．補体C5の開裂を阻害し，終末補体複合体C5b-9の生成を抑制すると考えられ，その使用により髄膜炎菌など莢膜を有する細菌による重症感染症のリスクが増す．

● わが国の関連法規

　かつての伝染病予防法では，「流行性脳脊髄膜炎」が法定伝染病に定められていた．第二次世界大戦直後までは年間数千名の患者が報告されたこともあったが，その後患者数は徐々に減少した[1]．

　感染症の予防および感染症の患者に対する医療に関する法律(感染症法)では，1999年の施行時に「髄膜炎菌性髄膜炎」が四類感染症に分類され，2003年11月からは五類感染症に変更された．2013年4月から,届出病名が「髄膜炎菌性髄膜炎」から「侵襲性髄膜炎菌感染症」に変更された．全数把握疾患で，診断した医師に届出が義務づけられている．さらに2015

Ⅲ章 ● 年齢別 これから必要なワクチン

表23-1　髄膜炎菌ワクチンの接種推奨対象者

1. 寮などで集団生活をおくる者（国内では学校・警察・自衛隊など）
2. 免疫低下のあるハイリスク患者（補体欠損症・無脾症・脾臓機能不全・HIV感染症など）
3. エクリズマブ治療患者（発作性夜間ヘモグロビン尿症・非典型溶血性尿毒症症候群・重症筋無力症など）
4. 髄膜炎菌研究者・医療関係者でリスクの高い者
5. 国際的な大会などマス・ギャザリングへの参加者
6. 流行地域への海外渡航者や医療ボランティア
7. 定期接種実施国への留学生
8. メッカ巡礼者

年5月から，患者の氏名・住所などの個人情報を含め，ただちに報告することが必要となった．これは，髄膜炎菌は接触者に伝播しやすく，早期の対応が必要なためである．

　学校保健安全法では，2012年の法改正時に「髄膜炎菌性髄膜炎」が第二種感染症に追加された．これは，2011年4〜5月に宮崎県の高等学校の全寮制運動部寮で髄膜炎菌の集団感染が発生し[2]，1名の死亡を含む5名の感染例があったためである．髄膜炎菌感染症は学童世代で注意したい感染症で，寮など集団生活が感染伝播の場となり，10代後半に患者が好発する．2017年夏には，横須賀市内の全寮制学校に在籍する10代学生が，発熱後短期間で急激に症状が進行悪化して死亡し，その原因は髄膜炎菌感染症であった[3]．感染の拡大防止を図るため，濃厚接触者76名に抗菌薬の予防内服が行われた（健康保険適応外）．保菌検査の結果，76名中10名から髄膜炎菌が検出された．

● 接種が推奨される対象

　患者好発年齢，IMD罹患のハイリスク者，海外を含めた流行状況などを総合的に考慮して，現状では**表23-1**に示す者が接種推奨対象と考える．冒頭の表の接種対象者について，さらに詳しい解説を加えたものである．

　海外諸国と比べれば国内における発症頻度は高くないが，症状が急速に進行し治療が間に合わない場合も想定される重症疾患をワクチンで予防できる意義は大きい．また，近年のインバウンド増加や目前に控えるオリンピック・パラリンピック東京大会などグローバルなマス・ギャザリングの機会が増えた昨今では，予防の重要性がよりクローズアップされる．

●● 参考文献

1) 国立感染症研究所，厚生労働省健康局結核感染症課：侵襲性髄膜炎菌感染症　2013年4月〜2017年10月．病原微生物検出情報（IASR），39（1）：1-2, 2018.
2) 関谷紀貴，藤 由香，田原寛之，他：宮崎県における髄膜炎菌感染症集団発生事例．病原微生物検出情報（IASR），32（10）：298-299, 2011.
3) 横須賀市：侵襲性髄膜炎菌感染症の発生について（2017年8月1日）．横須賀市報道発表資料．
https://www.city.yokosuka.kanagawa.jp/3130/nagekomi/20180801.html

（中野貴司）

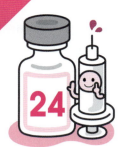

Ⅲ章 ● 年齢別 これから必要なワクチン

中年以降のワクチン

24 肺炎球菌

定期/任意	生/不活化	回 数
小児定期/成人定期/任意	不活化	小児定期：4回 成人定期/任意：1回

対象者	接種間隔
小児定期：生後2か月から5歳の前日 成人定期：65歳以上，60〜64歳で心臓，腎臓，呼吸器の機能に自己の身辺の日常生活活動が極度に制限される程度の障害やHIVウイルスによる免疫の機能に日常生活がほとんど不可能な程度の障害があるひと 任意：2〜64歳で，慢性心不全（うっ血性心不全），慢性呼吸器疾患（COPDなど），糖尿病，アルコール中毒，慢性肝疾患（肝硬変），髄液漏などの基礎疾患のあるひと，脾摘後，脾機能不全のひと，老人施設や長期療養施設などの入居者，易感染性患者	小児定期：①-②-③はそれぞれ27日以上あける，④は③の60日（2ヵ月）後以降かつ，1歳から1歳3か月の間（キャッチアップスケジュールあり） 成人定期：1回 任意：5年ごとに1回

● 疾患について

　抗菌薬の登場などにより肺炎は戦後，急速に減少した．しかし高齢化や薬剤耐性菌の台頭といった問題もあり，1980年以降は増加に転じており，現在は日本における死亡原因の第3位となっている．肺炎球菌は市中肺炎の起因菌全体の約1/4で第1位を占めている．6歳以下の小児の20〜40％，成人の5〜10％では鼻咽頭後部に定着している．肺炎球菌肺炎の血液培養陽性率は高く，尿中肺炎球菌抗原も診断に有用である．

　1990年代に入りペニシリン耐性の肺炎球菌が急激に増加し治療に難渋するケースも報告されており，肺炎球菌ワクチンの重要性は増している．肺炎球菌ワクチンはアメリカCenters for Disease Control and Prevention（CDC）が推奨する大災害時に成人被災者が接種すべきワクチンでもあり，東日本大震災においては大規模な無料接種プログラムが実施された[1]．

● 接種状況と患者数

　世界的に接種が推奨されているにもかかわらず，日本での65歳以上の2013年の推定接種率は25.4％しかなかった[2]．これはアメリカNational Health Interview Surveyでの2015年

117

Ⅲ章 ● 年齢別 これから必要なワクチン

の患者調査が63.6％，イギリスのImmFormでの接種率が69.5％であるのに比べて非常に低い数値である．原因としてはワクチン自体を知らない患者が多く，医療従事者のなかでもガイドラインでの推奨が周知されていない点がある．別の原因として助成金の問題がある．欧米では公費助成によりワクチンが無料接種される国も少なくない．アメリカで肺炎により1週間入院すると多額の入院費がかかるが，肺炎球菌ワクチンは安価である．日本では入院しても自己負担は多くないが，ワクチンは1万円程度の負担があるというのも問題であった．

肺炎球菌ワクチンによる医療費削減効果は絶大である．75歳以上を対象にした研究で，インフルエンザワクチンに肺炎球菌ワクチンを併用した群の肺炎発症が有意に低下しただけでなく，1年目の肺炎治療にかかった医療費を20万円から7万円へ低減することが示された[3]．厚生科学審議会の報告では，ワクチン接種による社会的負担の削減効果，つまり接種により年間削減される医療費の見込みが示されている．これによると水痘ワクチンやおたふくかぜワクチンが300億円程度なのに対し，肺炎球菌ワクチンでは5,000億円以上の効果が予想されている．医療費の削減という観点から考えても，肺炎球菌ワクチンの普及はとくに重要である．全国の1,742の自治体を対象とした研究で接種助成金額とワクチン接種率には密接な関係があることを報告されたこともあり[2]，2014年10月から肺炎球菌ワクチンの定期接種プログラムが開始された．この制度では対象者が65歳，70歳，75歳，80歳と5歳刻みにされているなど複雑な面が問題視されている．しかしながら，この定期接種プログラムの開始によりワクチンが広く知れ渡ることになり高齢者の接種率は急激に上昇し，2015年末には40.6％に達しており[4]，今後は欧米並みの60％以上の接種率が達成できると予想されている．さらには，2019年度以降も5年間は定期接種が継続されることになっている．

肺炎球菌ワクチンは1回の接種で5年以上有効とされる．2009年10月からは日本でも2回以上の接種が可能となった．しかし，現在の定期接種プログラムには2回目以降の接種者は含まれないことには気を付けるべきである．

● 肺炎球菌ワクチンの効果

介護施設入居者1,006例に対する無作為化二重盲検プラセボ対照試験で，肺炎球菌ワクチン接種群は肺炎球菌性肺炎の発症をプラセボ群に比べ63％減少させた[5]．この3年間の研究のなかで，プラセボ群では13名が肺炎球菌性肺炎で死亡したが，ワクチン群では肺炎球菌性肺炎による死亡者はいなかった．また，2010年に香港で行われた，3万人以上を対象とした大規模プロスペクティブコホート試験でも肺炎球菌ワクチンの有効性が示されている[6]．非接種者の約9％が肺炎で入院したのに比較して，肺炎球菌ワクチン単独またはインフルエンザワクチンだけを接種した人では約7％の入院率であった．さらに，インフルエンザと肺炎球菌ワクチン両方のワクチンを接種した場合は5％と減少した．香港政府はこの研究の結果を厳密に分析・調査し，その結果として慢性疾患を有する高齢者に対する23価肺炎球菌ワクチンの接種の無料化を決定している．わが国の市中肺炎を対象とした研究でも，65歳

24 肺炎球菌

表24-1 肺炎球菌ワクチンの特徴

	PPSV23	PCV13
菌の血清型	23種類	13種類
対象年齢	2歳以上	2か月齢以上6歳未満 65歳以上
ワクチンの種類	莢膜ポリサッカライド ワクチン	蛋白結合ワクチン
高齢者定期接種	適応	なし
商品名	ニューモバックス®NP	プレベナー13®

以上の高齢者のワクチンに含まれる血清型に起因した肺炎球菌性肺炎に対する効果をtest-negative症例対象研究により検討した結果，予防効果は33.5%（95% CI：5.6-43.1）と有意であった[7]．

このような研究の結果，肺炎球菌ワクチンは日本の学会のガイドラインでも推奨されている．代表的な日本呼吸器学会の「成人市中肺炎診療ガイドライン（**表24-1**）」によると，65歳以上の高齢者は肺炎球菌ワクチンを接種するべきとされている．さらには2歳から64歳で，COPDや糖尿病，肝硬変などの慢性肝疾患がある患者も接種を勧められている．また，老人施設や長期療養施設の入居者も接種するように推奨されている．

肺炎球菌ワクチンの種類

成人の肺炎球菌ワクチンには23価肺炎球菌莢膜ポリサッカライドワクチン（PPSV23）と13価肺炎球菌結合型ワクチン（PCV13）の2種類がある．それぞれの特徴について**表24-2**に示す．また，現在PCV15とPCV20のフェーズ3の臨床試験が行われている．

わが国の成人の定期接種はPPSV23のみが適応になることは注意が必要である．アメリカ予防接種諮問委員会（ACIP）では65歳以上の人や免疫不全者に対してPCV13とPPSV23を両方接種することが推奨されている．「65歳以上の成人に対する肺炎球菌ワクチン接種に関する考え方」（日本呼吸器学会：第2版 2017-10-23）には下記のコメントがある．

- 現時点では65歳以上の成人におけるPCV13を含む肺炎球菌ワクチンのエビデンスに基づく指針を提示することは困難と判断した
- この「考え方」においては，アメリカACIPが推奨する免疫不全者におけるPCV13-PPSV23の連続接種については触れないこととした

接種を勧めるタイミング

肺炎球菌ワクチンを勧めるのによいタイミングは下記の通りである．

Ⅲ章 ● 年齢別 これから必要なワクチン

- 初診時
- 健康診断時
- 退院時
- インフルエンザワクチン接種時

　肺炎球菌ワクチンをインフルエンザワクチンと同時接種しても，免疫原性に問題なく，有害事象は増えないと報告されている[8]．健康診断やインフルエンザワクチン接種のときだけ受診するという人は多く，このタイミングで接種することが大切である．インフルエンザに伴う肺炎には，インフルエンザウイルスによる「ウイルス性肺炎」とインフルエンザ罹患後に肺炎球菌などによって引き起こされる「細菌性肺炎」，これらの「混合型」がある．1918年のスペインかぜで死亡した患者8,398名の組織・病理解剖所見の再調査では，90％以上が細菌感染を伴っていたと報告されている．インフルエンザにおいては，この細菌感染のコントロールが重要であり，肺炎球菌ワクチンの役割は大きい．

　重症の肺炎球菌性疾患で入院した患者の2/3が，過去4年間に1回以上の入院歴があり，そのほとんどが肺炎球菌ワクチン接種を行っていなかったとの報告もあり，入・退院時に接種のスクリーニングをすることが推奨される．

おわりに

　定期接種制度により接種率は確実に上昇しているが，さらなる普及のためにわれわれ医師の責任は大きい．順天堂大学医学部総合診療科では，医療の質の指標（quality indicator：QI）として「65歳以上の患者の肺炎球菌ワクチン接種率」を測定している．担当医別の接種率を毎月公表することで，医師の自覚を促し接種率の向上に役立てている[9]．来院時の問診票に印をつけるだけで接種率が5％から42％に改善されたとの報告もあり[10]，担当患者の接種率向上のために工夫が必要である．

参考文献

1) Naito T：An initiative offering free pneumococcal vaccination to victims of the Great East Japan earthquake. Thorax 68 (11)：1068-1069, 2013.

2) Naito T, Matsuda N, Tanei M, et al：Relationship between public subsidies and vaccination rates with the 23-valent pneumococcal vaccine in elderly persons, including the influence of the free vaccination campaign after the Great East Japan Earthquake. J Infect Chemother, 20 (7)：450-453, 2014.

3) Kawakami K, Ohkusa Y, Kuroki R, et al：Effectiveness of pneumococcal polysaccharide vaccine against pneumonia and cost analysis for the elderly who receive seasonal influenza vaccine in Japan. Vaccine, 28 (43)：7063-7069, 2010.

4) Naito T, Yokokawa H, Watanabe A：Impact of the national routine vaccination program on 23-valent pneumococcal polysaccharide vaccine vaccination rates in elderly persons in Japan. J Infect Chemother, 24 (6)：496-498, 2018.

5) Maruyama T, Taguchi O, Niederman MS, et al：Efficacy of 23-valent pneumococcal vaccine in preventing pneumonia and improving survival in nursing home, residents：double blind, randomised and placebo controlled trial. BMJ 340：c1004, 2010.

6) Hung IF, Leung AY, Chu DW, et al：Prevention of acute myocardial infarction and stroke among elderly persons by dual pneumococcal and influenza vaccination：a prospective cohort study. Clin Infect Dis, 51 (9)：1007-1016, 2010.

7) Suzuki M, Dhoubhadel BG, Ishifuji T, et al：Serotype-specific effectiveness of 23-valent pneumococcal polysaccharide vaccine against pneumococcal pneumonia in adults aged 65 years or older：a multicentre, prospective, test-negative

肺炎球菌

   design study. Lancet Infect Dis, 17 (3) : 313-321, 2017.
8) Nakashima K, Aoshima M, Ohfuji S, et al : Immunogenicity of simultaneous versus sequential administration of a 23-valent pneumococcal polysaccharide vaccine and a quadrivalent influenza vaccine in older individuals : A randomized, open-label, non-inferiority trial. Hum Vaccin Immunother, 14 (8) : 1923-1930, 2018.
9) Fukushima S, Suzuki M, Abe N, et al : Impact of the Introduction of a Vaccination Status Checkbox in Electronic Medical Records on Pneumococcal Vaccination Rates. Juntendo Medical Journal, 65 (1) : 92-94, 2050.
10) Cohen DI, Littenberg B, Wetzel C, et al : Improving physician compliance with preventive medicine guidelines. Med Care, 20 (10) : 1040-1045, 1982.

〔内藤俊夫〕

III章 ● 年齢別 これから必要なワクチン

中年以降のワクチン

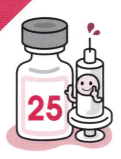

25 インフルエンザ

定期/任意	生/不活化	回数
成人定期・任意	不活化 (経鼻生ワクチン：認可申請中)	1～2回

対象者	接種間隔
定期：65歳以上および，および60歳以上65歳未満で示された基礎疾患を有するひと 任意：13歳以上は原則として1回接種，生後6か月以上13歳未満は2回接種（1回接種も可）	2回接種：②は①の2～4週後

● 疾患について[1]

　インフルエンザは，インフルエンザウイルスを原因とし，わが国では主に冬季に流行のピークを迎える感染症である．ウイルスの型はA，B，Cに分類され，このうちA型とB型がヒトの間で流行して病原性をもたらす．遺伝子の突然変異が蓄積していくことによりウイルスとしての抗原性が少しずつ変化（抗原連続変異：antigenic drift）するが，それが頻繁に起こるため，同じ型のインフルエンザに再罹患しうる．また，A型においては流行中の亜型にとって代わるようにして突然に別の亜型のウイルスが出現（抗原不連続変異：antigenic shift）することがあり，不定期に生じる世界的な大流行（パンデミック）の原因となる．

　インフルエンザは，強い感染力と短い潜伏期間（おおむね1～2日程度）を特徴として，飛沫感染により短期間で爆発的に患者数が増加する．突然の高熱，強い倦怠感，咽頭痛・関節痛・筋肉痛などが主な症状であるが，とくに高齢者の場合は極端な高熱を示さないことも少なくない．「普段と違ってとてもつらそう」な様子や，咽頭痛の訴えの強さに比して発赤などの咽頭所見が顕著ではないという程度で，インフルエンザに特異的というべき身体所見はない．

　流行期間中に，周囲の状況と主たる症状を問診により把握し，身体所見としても矛盾がなければ，インフルエンザを強く疑うことができる．鼻汁や咽頭ぬぐい液を検体として抗原を捉える迅速検査の結果は参考になるが，それのみで診断するものでも，それがなければ診断できないものでもない．検体を確実に採取し，検査法の感度や特異度などの特性を把握したうえで，適切に活かしていく．

接種状況と患者数

　任意接種分も含めたインフルエンザワクチンの接種者数や接種率を正確に把握することは困難であるが，ワクチンの製造量および使用量の経年推移は公にされている（**図25-1**）[2]．これによると，1994年の予防接種法改正の年の製造量は約30万本と最低であったが，それ以降は年々回復，近年では当時の約100倍となる3,000万本前後となり，使用量と共に安定したレベルを維持している[2]．また，高齢者を対象とした定期接種の接種率は，開始された1994年より厚生労働省からデータが示されている[3]．こちらも当初は30％を切っていたが，年々改善して，現在ではほぼ50％で安定している[3,4]．

　季節性インフルエンザに関する患者数は，全国約5,000ヵ所の定点医療機関からの報告数を元にした推計値が発表されている[5]．この推計方法が2018/2019シーズンより変更となってはいるが，近年では毎シーズンおおむね1,000万人，すなわち全人口の約10％前後が罹患しているものと見込まれる[5]．

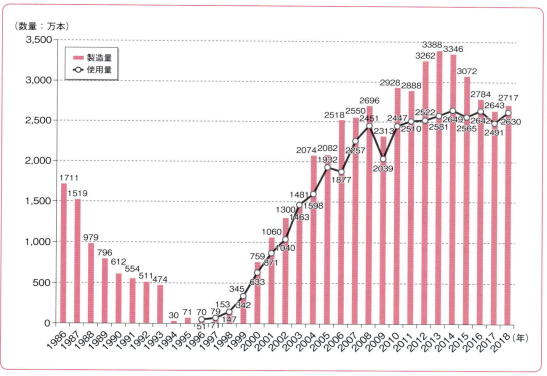

図25-1　インフルエンザワクチン製造量及び使用量の推移（2019年8月現在）　　　　　（文献2）より）
1995年以前の未使用量は不明．1mlを1本に換算．

Ⅲ章 ● 年齢別 これから必要なワクチン

インフルエンザとワクチン

　いわゆる「スペインかぜ」の流行から約100年が経過した．当時，その正体は不明であり，インフルエンザウイルスが原因であると判明したのは1933年のことであった．ワクチンが開発され，予防対策としてわが国で正式に使用が始まったのは，1951年の製造承認からである．

　現在用いられている各種のワクチンのなかでインフルエンザワクチンほど，毎シーズン幅広い年代に相当な本数が接種されている一方で，その有効性に関する議論，懐疑的な意見がくすぶり続けているものもないであろう．

インフルエンザワクチンの基本的事項

　開発された当初は，精製したウイルスを不活化した全粒子ワクチンであったが，改良が重ねられてきた．1972年に登場して現在までわが国で用いられているのは，ウイルス粒子をエーテルで処理して発熱などの反応の原因となる脂質成分を除き，免疫に必要な粒子表面の赤血球凝集素(HA)を主成分とした不活化HAワクチン，通称スプリットワクチンである[1,6]．

　季節性インフルエンザ感染症に対するワクチンは，毎シーズン，世界保健機関(WHO)が推奨するワクチン株が提示され，それを元に各国・地域で製造される．A/H1N1，A/H3N2，B/Yamagata系統，B/Victoria系統のそれぞれに対応するワクチン株が充填された4価ワクチンである．

　インフルエンザワクチンは定期予防接種B類として，65歳以上の高齢者と，60歳以上65歳未満で示された基礎疾患を有する方，すなわち健康上のハイリスク者を対象に設定している．その他の年齢においては任意接種の扱いである．

用法・用量

　接種量は，6ヵ月以上3歳未満が1回0.25mL，3歳以上が1回0.5mLである．接種回数は，13歳未満がおよそ2〜4週の間隔を空けて2回，13歳以上が1回または2回とされている．接種部位は皮下で，一般的には上腕の伸側が用いられる．

予防接種制度とワクチン製造量に見る接種の歴史

　インフルエンザワクチンにかかわる予防接種制度の変遷を**表25-1**[1]に，インフルエンザワクチンのわが国における1986年度以降の製造量の推移を**図25-1**[2]に示す．

　1962年に学童に対する集団接種が開始され，これを中心として1980年代までは広く認知された予防接種であった．しかし1980年代後半以降，その有効性を疑問視する世論に押されて接種者が年を追うごとに減少した．1994年の予防接種法の改正でインフルエンザが予

表25-1　インフルエンザワクチンにかかわる予防接種制度の変遷

年	制　度	内　容
1948	予防接種法制定	12疾病が予防接種対象疾患（インフルエンザは対象外）
1951	「インフルエンザワクチン」製造承認	全粒子ワクチンの製造開始
1958	予防接種法改正	予防接種実施規則制定（インフルエンザ対象）
1962	予防接種実施規則改訂	インフルエンザが勧奨接種の対象，学童集団接種開始
1972	「インフルエンザHAワクチン」製造承認	スプリットワクチンの製造開始
1976	予防接種法改正	インフルエンザを予防接種対象疾患（一般的な臨時接種）に選定
1987	厚生省（現，厚生労働省）通知	個人（学童は保護者）の意思に基づいたワクチン接種方式に変更
1994	予防接種法改正	インフルエンザを予防接種対象疾患から除外
2001	予防接種法改正	インフルエンザ（高齢者）を予防接種対象疾患（二類疾病）に選定
2011	「新たな臨時接種」の創設	低病原性の新型インフルエンザが対象疾患
2013	予防接種法一部改正	二類疾病をB類疾病に名称変更

（文献[6]）より改変）

防接種対象疾患から除外され，製造量は激減，接種する者がほとんどいない状態となった[4,6]．この製造量および接種者数の減少と入れ替わるようにして，特別養護老人ホームなどの高齢者施設におけるインフルエンザの集団発生，高齢者のインフルエンザ関連肺炎による死亡の増加，また乳幼児を中心としたインフルエンザ脳症の増加など[4,6]，その強い感染力や重症合併症を引き起こす高い病原性が顕在化した．これを受けて，医療関連施設で職員に対するシーズン前の接種が実施されたり，小児や高齢者における接種が見直されたりした結果，ワクチンの製造量は再び急速に増加に転じて1980年代のそれを上回り，現在に至る．

● 有効性

1 》 成　人

　　Reichertらは，わが国で学童に対する集団接種が実施されていた当時から予防接種法改正後に接種者が激減した年代を通じて，肺炎とインフルエンザ関連の超過死亡の推移を，同時期のアメリカのデータと比較する研究を行っている[7]．その結果，わが国では学童へのインフルエンザワクチンの集団接種が，結果的に当時の高齢者をインフルエンザから守り，死亡率を抑制していたのではないかと推論した[7]．また神谷らは，3年間に渡る臨床研究の結果，ワクチン接種の高齢者（65歳以上）におけるインフルエンザ発症阻止効果は34〜55％，死亡阻止効果は82％であると報告している[8]．これを元に，2001年から65歳以上の高齢者と，60歳以上65歳未満で示された基礎疾患を有する方を対象に，インフルエンザワクチンが定期接種として見直され，2013年からはB類（主に個人予防に重点がおかれ努力義務・接種勧奨なし）に位置づけられた．

2 ≫ 小　児

　福島らは，test-negative designという新しい手法を用いた経年的な研究により，6歳未満の小児に対するインフルエンザワクチンの接種に，統計学的な有意差をもって一定の有効率があることを示している[9]．ただし，シーズン，流行の主体となる型，流行株とワクチン株の抗原性の相違，年齢，接種回数などにより，有効率も変動し，有意差が見出せない場合もある[9]．

● 安全性・副反応

　各製品の添付文書によれば，接種後に比較的よく認められる副反応は，発赤，腫脹，硬結，熱感，疼痛といった局所症状が主体であり，軽微かつ短期間で回復するものである．ショックやアナフィラキシー症状，急性散在性脳脊髄炎（ADEM），ギラン・バレー症候群，けいれんなどの重大な副反応の発現は，ごくまれであると考えられる．

　製造工程で鶏卵を用いることから，従来，「鶏卵，鶏肉，その他鶏由来のものに対してアレルギーを呈するおそれのある者」は接種要注意者とみなされ，時には接種禁忌のような扱いを受けることもあった．しかしながらNagaoらは，インフルエンザワクチン接種後にアナフィラキシー症状を呈した複数の患者の分析から，それらの症状はインフルエンザワクチンそのものの成分に対する反応であって，卵アレルギーの有無とは無関係であることを示した[10]．ワクチンの精製技術の発展により，実際に製品に残存する鶏卵由来成分はごくゼロに近いレベルであり，重篤なアレルギー症状の原因となることはあくまで理論上の懸念に過ぎないと考えてよかろう．

● 新しいワクチンの展望

　有効性と安全性が共に高いワクチンの開発，登場は，常に期待されるところである．加えて，毎年の接種となることから，できる限り痛みなく実施できることも望まれる．

　経鼻の生ワクチンはすでに欧米で使用されており，わが国への導入も認可待ちの状況である．ただし，欧米における接種対象者は2歳以上50歳未満となっており，わが国の定期接種の対象となる年齢層は含まれていない．経鼻の不活化ワクチン，貼付型ワクチンは開発中であるが，高い有効性が報告されつつある．効果が高いうえに，軽微な痛みで済む皮内接種用の注射針はすでに開発されており，臨床応用までもう一歩とされる．

おわりに

　インフルエンザは，毎シーズン襲来し，年齢を問わず苛まれる感染症であることから，その予防のために接種されるワクチンは，一般市民にとっても医療従事者にとっても，長くなじみの深いものとなっている．ほかのワクチンのように，接種することによって感染者が激

減することを実感できるような，高い有効率でないことは事実であろう．しかしながら，こ
れまでのインフルエンザワクチンの歴史を踏まえ，唯一の実際的な予防手段として，粛々と
毎シーズン前の接種を積み重ねていくことが肝要である．その意義を科学的に追求し，デー
タを示して，患者への説明を尽くすことは，われわれ臨床家の責務である．

参考文献

1) 国立感染症研究所：インフルエンザとは．
https://www.niid.go.jp/niid/ja/kansennohanashi/219-about-flu.html
2) 厚生労働省：季節性インフルエンザワクチンの供給について．
https://www.mhlw.go.jp/content/000555231.pdf
3) 厚生労働省：定期の予防接種実施者数．
https://www.mhlw.go.jp/topics/bcg/other/5.html
4) 国立感染症研究所：インフルエンザワクチン接種率．
https://idsc.niid.go.jp/iasr/23/274/dj2743.html
5) 厚生労働省：季節性インフルエンザり患者数の推計方法の見直しについて H30.9.27 第26回厚生科学審議会感染症部会資料（抜粋）．
https://www.niid.go.jp/niid/images/epi/flu/levelmap/suikei181207.pdf
6) 酒井伸夫, 鈴木康夫, 他：新型インフルエンザに対するワクチン開発の歴史と未来. BIO Clinica, 33：63-70, 2018.
7) Reichert TA, Sugaya N, Fedson DS, et al：The Japanese experience with vaccinating schoolchildren against influenza. N Engl J Med, 344 (12)：889-896, 2001.
8) 神谷 齊, 鈴木幹三, 鈴木 宏, 他：インフルエンザワクチンの効果に関する研究. 厚生科学研究補助金（新興・再興感染症研究事業）総合研究報告書（平成9年〜11年度）, 2000.
9) 福島若葉, 森川佐依子, 藤岡雅司, 他：小児におけるインフルエンザワクチンの有効性モニタリング：2013/14〜2015/16シーズンのまとめ. 厚生労働行政推進調査事業費補助金（新興・再興感染症及び予防接種政策推進研究事業）ワクチンの有効性・安全性評価と VPD (vaccine preventable diseases) 対策への適用に関する分析疫学研究 平成28年度総括・分担研究報告書, 15-26, 2017.
10) Nagao M, Fujisawa T, Ihara T, et al：Highly increased levels of IgE antibodies to vaccine components in children with influenza vaccine-associated anaphylaxis. J Allergy Clin Immunol, 137 (3)：861-867, 2016.

（田中敏博）

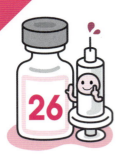

Ⅲ章 ● 年齢別 これから必要なワクチン

中年以降のワクチン

26 帯状疱疹

定期/任意	生/不活化	回数
任意	生/不活化(今後発売予定)	1回(生)/2回(不活化)

対象者	接種間隔
50歳以上の方	不活化：②は①の2ヵ月後，遅くとも6ヵ月以内

● 疾患について

　帯状疱疹の原因は水痘帯状疱疹ウイルス(varicella zoster virus：VZV)である．VZVはヘルペスウイルス科αヘルペスウイルス亜科に属し，初感染時に水痘を引き起こす．水痘罹患中に皮膚で増殖したVZVは，感覚神経を逆行するか，またはウイルス血症により血行性に感覚神経節に到達し，感覚神経節のサテライト細胞に潜伏する．加齢，過労，悪性腫瘍罹患，免疫抑制剤投与などによりVZV特異的細胞性免疫が低下すると，潜伏していたVZVが再活性化し，感覚神経を通って皮膚に到達し，皮膚病変を形成する．これが帯状疱疹である．帯状疱疹の合併症として代表的なものは，発症後3ヵ月以上にわたり痛みが持続する帯状疱疹後神経痛(postherpetic neuralgia：PHN)である．PHNは時に数年間持続し，うつ状態，食欲低下などのQOL低下の原因となることがある．発症部位によって，Bell麻痺，Ramsay Hunt症候群，横断性脊髄炎，髄膜炎や脳炎などの特徴的な合併症を生じる．免疫不全状態ではときに汎発疹となり，内臓播種性VZV感染症は致命率が高い．

　帯状疱疹患者の水疱中にはVZVが存在することから，VZVに対する感受性者への感染源となりうる．家族内感染の場合，水痘の場合に比較すると低いものの，二次感染率は20%とされている．主な感染経路は接触感染であるが，帯状疱疹患者が滞在した部屋の空気中からVZV DNAが検出されることから，帯状疱疹患者からも空気感染が生じうることが示唆される．いずれの経路でも，感染を受けた感受性宿主の病像は水痘であり，帯状疱疹を発症することはない．

　通常，帯状疱疹は臨床的に診断される．単純ヘルペスウイルスによる単純疱疹，接触性皮膚炎，虫刺症など，種々の皮膚疾患が鑑別にあげられる．発疹の性状，分布が典型的でない場合には，ウイルス学的検査が有用である．病変部位からウイルス分離あるいはウイルスDNAを検出することが，最も確実な診断方法である．PCR法やLAMP法は高感度にVZV

DNAを検出するが，保険適用はなく，迅速性に問題がある．直接蛍光抗体法は，感度が
PCRに劣るものの，簡便かつ迅速に結果を得ることができ，保険適用もあるため，一般診療
で有用である．近年，イムノクロマト法によるVZV抗原検出キットが発売されており，よ
り迅速に結果を得ることができるようになった．

接種状況と患者数

　帯状疱疹の発症率は加齢と密接に関係している．日本では帯状疱疹は感染症法に基づく届
け出対象疾患に含まれておらず，国内の患者発生状況については限定された地域での疫学調
査報告に限られる．最も大規模な宮崎県における疫学調査では，罹患率は全体で4.38，男
性3.87，女性4.82であった[1]．年齢別罹患数では，50歳代で上昇し，70歳代でピークを
示した（男女とも約8.0）．イギリスの調査では，罹患率(/千人・年)は，20～49歳では2.0～
2.4であったが，50～59歳では5.6，80歳以上では11.0であり，50歳を超えると発症率
が増加することが示されている[2]．その他諸外国の疫学調査結果では，地域や調査機関によ
り差が見られるものの，女性の罹患率は男性のそれより高く，年齢別罹患率は50歳以上で
高くなる傾向はすべての調査で共通していた．

　水痘ワクチン接種率が上昇するとともに水痘流行規模が縮小し，自然感染によるブース
ターの機会が減少すると，VZVに対する特異的細胞性免疫は年齢とともに低下していく．
その結果として，水痘ワクチン定期接種導入後のアメリカでは，高齢者の帯状疱疹発症率の
増加が報告されている[3]．日本では，感染症流行予測調査による成人のVZVに対する抗体
保有率は90％以上と報告されており，成人のほとんどがVZVに既感染で，帯状疱疹の発症
リスクを有している．2014年の水痘ワクチン定期接種化により，2015年以降，小児の水痘
患者数が大きく減少している．今後，VZVへの自然曝露頻度が減少することで，帯状疱疹
患者が増加すると推測されている．

　高齢者には水痘ワクチンを接種してVZV特異的細胞性免疫を増強することで，帯状疱疹
発症抑制が可能である．現在，認可・使用されている帯状疱疹ワクチンは，弱毒生ワクチン
(zoster vaccine live：ZVL)として，国内では一般財団法人阪大微生物病研究会の乾燥弱毒
生水痘ワクチン，海外ではMerck社のZOSTAVAX®がある．サブユニットワクチン(herpes
zoster subunit vaccine：HZ/su)として，GSK社のShingrix®がある．

　国内での乾燥弱毒生水痘ワクチンは，2004年に薬効薬理として細胞性免疫の増強が認め
られることが添付文書に記載され，その後2016年3月から，50歳以上の人に対する帯状疱
疹の予防効果が効能として追加された．

　ZOSTAVAX®は，帯状疱疹およびPHNを予防するワクチンとして，2006年に免疫能正常
な60歳以上を対象にアメリカで承認された．2011年からは対象年齢が50歳以上に引き下
げられた．ZOSTAVAX®には，日本の乾燥弱毒生水痘ワクチンと，ほぼ同様の力価のウイル
スが含まれている．ZOSTAVAX®の帯状疱疹予防効果は，無作為化二重盲検プラセボ対照比

Ⅲ章 ● 年齢別 これから必要なワクチン

較試験や，その他の臨床研究により明らかにされており，アメリカのほかにヨーロッパやオーストラリアでも承認され，現在では60ヵ国以上で使用されている．先進国や高齢化を迎えている多くの国々では，免疫効果や費用対効果などを考慮した研究が進められ，定期接種化が検討されている．

　免疫不全宿主は，帯状疱疹のハイリスク群である．しかしながら，ZOSTAVAX®は生ワクチンのため，非寛解状態の血液がん患者，造血幹細胞移植後，固形がんで3ヵ月以内に化学療法を受けた患者，免疫抑制剤投与中の患者やHIV患者などには禁忌であることが問題点としてあげられる．日本の乾燥弱毒生水痘ワクチンも，明らかに免疫機能に異常のある疾患を有する人，および薬剤などによる治療を受けており明らかに免疫抑制状態である人には接種ができない（水痘予防を目的として使用する場合を除く）．不活化ワクチンではワクチン株ウイルス増殖による有害事象を懸念する必要は無いため，現行の生ワクチンを熱不活化したものや，VZV糖タンパクgEを抗原として用いたHZ/suなどの開発が進められている．HZ/suであるShingrix®は，すでにアメリカ，カナダでは承認，使用されており，日本でも2018年3月に承認された．

● ワクチンの有効性と安全性

　ZOSTAVAX®を用いた，60歳以上の38,546人を対象に実施されたランダム化比較試験では，接種後4.9年（中央値3.1年）までのワクチン有効率は帯状疱疹予防に関して51.3%，PHN予防に関して66.5%であったと報告されている（表26-1）[4〜8]．その後，50〜59歳の22,439人を対象としたランダム化プラセボ対照比較試験の結果が報告され，帯状疱疹発症予防の有効率は69.8%と高い効果が示されたため（表26-1）[5]，これらの国々では50歳以上が接種対象者として承認された．

　日本では，乾燥弱毒生水痘ワクチン「ビケン」に50歳以上の者に対する帯状疱疹の予防の効能・効果が追加されたが，臨床的有効性に関する臨床試験は実施されていない．

　ZOSTAVAX®の長期的な有効性は，明らかではない．50〜59歳に対しては長期的予防効

表26-1 弱毒生帯状疱疹ワクチン（Zoster Vaccine Live，ZVL）と帯状疱疹サブユニットワクチン（herpes zoster subunit vaccine，HZ/su）の有効性と安全性の比較

ワクチン	帯状疱疹発症予防効果	全身副反応頻度	追跡期間	注 釈
ZVL（1回接種）	60歳以上：51%（95%CI 44.2-57.6）（11.2 vs 5.42 per 1000 person-year）60〜69歳　63.9%，70歳以上　37.6%	<1%	3.1年	PHN予防効果：67%効果持続期間　5〜8年（50%→ 20〜30%，60歳以上対象）PHN予防効果はより長期間持続
	50〜59歳：70%（95%CI 54.1-80.6）（6.57 vs 1.99 per 1000 person-year）		1.3年	
HZ/su（2回接種，2ヵ月間隔）	70歳以上：90%（95%CI 84.2-93.7）（9.2 vs 0.9 per 1000 person-year）	6%	3.7年	筋肉痛が最も多い全身性副反応PHN予防効果：89%，70歳以上
	50歳以上：97%（95%CI 92.7-98.3）（9.1 vs 0.3 per 1000 person-year）	11%	3.2年	

ZVL：Zoster Vaccine Live, HZ/su：herpes zoster subunit vaccine, PHN：postherpetic neuralgia.　　　　　　　（文献4〜8）より）

果を示した臨床研究は存在しない．60歳以上に対しては，接種後1年では帯状疱疹予防に対するワクチン有効性は62.0％であるが，5年後には43.1％に減少しており，5年以降の有効性は統計学的に有意なものではなかったと報告されている（**表26-1**）[4〜6]．

ZOSTAVAX®の安全性については，接種部位の反応（発赤，腫脹，疼痛）が約30％に認められ，全身反応として頭痛が数％に認められるものの，全体として副反応は容認される範囲内とされている．免疫不全状態にある者は，帯状疱疹の発症および重症化ハイリスクグループであるため，アメリカやカナダでは，免疫状態に応じて接種を勧めている．しかしながら，慢性リンパ性白血病患者への接種後に，播種性水痘を発症した死亡例がオーストラリアから報告されており[9]，接種適応は慎重に判断すべきである．

新規帯状疱疹ワクチンとして開発されたShingrix®は，VZVの糖タンパクgEとアジュバントAS01が添加されたHZ/suである．HZ/suは50歳以上の健常人15,411人を対象とした治験において，97.2％と極めて高い予防効果を示した（**表26-1**）[7]．70歳以上の健常人を対象とした治験でも，帯状疱疹予防効果は89.8％，PHN予防効果は88.8％であった（**表26-1**）[8]．副反応発現率は比較的高かったが，軽度〜中等度の者が多かった．

2017年にアメリカ疾病管理予防センターの予防接種諮問委員会は，1）免疫能正常の50歳以上の成人を対象とした帯状疱疹および関連合併症の予防，2）ZVLの接種歴のある免疫能正常の成人を対象とした帯状疱疹および関連合併症の予防，を目的としたHZ/suの接種を推奨した．さらに，3）帯状疱疹および関連合併症の予防目的には，ZVLよりHZ/suのほうが望ましいと述べている[10]．

今後は日本でも，ZVL（弱毒性水痘生ワクチン）とHZ/su（Shingrix®）の定期接種化に向けて，議論を進めていくことになっている．

参考文献

1) 外山 望, 白木公康：宮崎県の帯状疱疹の疫学（宮崎スタディ）. IASR, 34 (10)：298-300, 2013.
2) Hope-Simpson RE：Postherpetic neuralgia. J R Coll Gen Pract, 25 (157)：571-555, 1975.
3) Leung J, Harpaz R, Molinari NA, et al：Herpes zoster incidence among insured persons in the United State, 1993-2006：Evaluation of impact of varicella vaccination. Clin Infect Dis, 52：332-340, 2011.
4) Oxman MN, Levin MJ, Johnson GR, et al：A vaccine to prevent herpes zoster and postherpetic neuralgia in older adults. N Engl J Med, 352 (22)：2271-2284, 2005.
5) Schmader KE, Levin MJ, Gnann JW, et al：Efficacy, safety, and tolerability of herpes zoster vaccine in persons aged 50-59 years. Clin Infect Dis, 54 (7)：922-928, 2012.
6) Schmader KE, Oxman MN, Levin MJ, et al：Persistence of the efficacy of zoster vaccine in the shingles prevention study and the short-term persistence substudy. Clin Infect Dis, 55 (10)：1320-1328, 2012.
7) Lal H, Cunningham AL, Godeaux O, et al：Efficacy of an adjuvanted herpes zoster subunit vaccine in older adults. N Engl J Med, 372 (22)：2087-2096, 2015.
8) Cunningham AL, Lal H, Kovac M, et al：Efficacy of the Herpes Zoster Subunit Vaccine in Adults 70 Years of Age or Older. N Engl J Med, 375 (11)：1019-1032, 2016.
9) Alexander KE, Tong PL, Macartney K, et al：Live zoster vaccination in an immunocompromised patient leading to death secondary to disseminated varicella zoster virus infection. Vaccine, 36 (27)：3890-3893, 2018.
10) Dooling KL, Guo A, Patel M, et al：Recommendations of the Advisory Committee on Immunization Practices for Use of Herpes Zoster Vaccines. MMWR, 67 (3)：103-108, 2018.

（菅 秀）

IV章
特殊な場合のワクチン

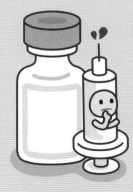

Ⅳ章 ● 特殊な場合のワクチン

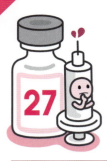

27 妊娠可能な女性，妊婦とその家族

はじめに

「妊娠する前にワクチンさえ打っていたら……」

「もっと自分に風しんの知識があれば……」

先天性風しん症候群(congenital rubella syndrome：CRS)[*1]により聴力を失った子どもを産んだ母親たちの声である[1]．後遺症を愛するわが子に残してしまったという悔やんでも悔やみきれない母親の悲しみは計り知れない．妊婦の風しん罹患が胎児に影響をきたしうること，風しんがワクチンで予防できることを知らないのは，母親個人の責任ではなく，正しい情報を伝えるための適切なシステムが確立していないことが原因である．

妊娠中に罹患すると胎児や母体，妊娠経過に影響しうるVPD (vaccine preventable disease：ワクチンで予防できる疾患)は風しんだけではない．早産や流産リスクも含めれば，すべての感染症が妊娠経過に影響しうるが，事前に対応が可能なVPDについては，ワクチンでしっかりと予防することが大切である．

風しんが大流行した2012～2013年の感染者数は約17,000例であり，CRSは死亡例を含む45例にものぼった．そして，2018年からまた流行し始めている．これら風しん流行の主体が成人男性であることも注目すべきポイントである[2]．

より多くの人にワクチンを接種するためには，患者の関心に沿った情報提供が必要であり，患者のライフステージに適した，医師からの能動的コミュニケーションが有効である．

健康な子どもを産むために，予防が可能なものについては，事前に対策を講じておきたい．本項ではそんな親御さんたちと，子どもたちをサポートするかかりつけ医として，知っておくべきワクチンと，その勧め方について扱う．

A 妊娠可能な女性と妊婦に推奨するワクチン

妊娠中に罹患すると母体や胎児，また生後間もない乳児に害となりうるVPDを**表27-1**に

[*1]：三大症状は先天性心疾患，難聴，白内障．そのほか，網膜症，肝脾腫，糖尿病，発育遅滞，精神発達遅滞など多彩な症状をきたしうる．

134

妊娠可能な女性，妊婦とその家族

表27-1 妊婦に接種すべきワクチンとVPD

VPD	ワクチンの種類	胎児の奇形	母体への影響	その他
風しん	生ワクチン ・妊娠中は禁忌 ・接種後は2ヵ月の避妊を推奨	先天性風しん症候群（妊娠初期で多い）	約15％が不顕性感染	妊娠初期検査：抗体価（HI法）32倍以上が免疫十分と判定される
麻しん		可能性は低い	重症化しやすい	
水痘		先天性水痘症候群（妊娠中期で2％）	重症化しやすい	周産期水痘（出生児）
ムンプス		可能性は低い		
インフルエンザ	不活化ワクチン ・妊婦も接種可能	可能性は低い	重症化しやすい	
百日咳		可能性は低い		出生児への感染予防が目的

すべてのVPD罹患で流・早産の可能性は高まりうる．

示す．妊娠前に，これらVPDに対する免疫状態を確認しておくことが大切である．**なかでも，生ワクチンは妊婦への接種が禁忌であるため，妊娠前の女性に推奨すべきである**．一方で，**不活化ワクチンは妊娠中に接種しても問題ない**ため，その旨を患者に説明し，積極的に推奨する．

まず，生ワクチンで予防できる4つのVPDについて述べる．

いずれの生ワクチンも1歳以上で2回の接種が必要であり，罹患歴がなければ不足回数分の接種を行う（成人であれば接種間隔は1ヵ月でよい）．接種回数がわかっていれば抗体価測定は不要であり，不足回数分を接種すればよい．接種歴が不明な場合は，抗体価を参考にしてもよいが，接種し過ぎることによる害はないため，抗体価測定を省略して2回のワクチン接種を推奨してもよい．接種後は2ヵ月の避妊を推奨するが，その期間内に妊娠し，母体や胎児に問題が生じた報告はない．

1 » 風しん

風しんワクチン接種の最も大きな目的は先述のCRSを予防することである．妊娠初期の感染ほど，CRSの発生率は高い[3]*[2]．つまり，CRSの赤ちゃんを出産した母親は，妊娠が判明した直後の妊娠初期，いわば，幸せの絶頂期ともいえる時期に風しんに罹患し，お腹の子にCRSを発症させてしまったかもしれない恐怖に襲われることになる．

さらに注意すべき点は，成人が風しんに感染した場合，約15％は不顕性感染であることだ．2012～2013年の風しんが大流行した時期に発生した45例のCRSのうち，31例の母親には妊娠中に風しんの症状があったのに対して，4例の母親には症状がなかった（残りの10例の母親については症状の有無は不明）．この4例のように，**妊婦に症状がなくても胎児に感染している可能性がある**ため，風しんの大流行は妊婦にとって大きな脅威なのである．

風しん抗体は妊娠初期の妊婦検診で測定される（HI法）．妊婦の風しん罹患予防のためにはHI抗体価32倍以上が必要とされており*[3]，抗体価が16倍以下の場合は，産後（または流

---

*[2]：妊娠4～6週で100％，7～12週で80％，13～16週で45～50％，17～20週で6％，20週以降で0％[3]．
*[3]：風しん第5期定期接種でワクチン接種対象となるのは，風しんHI抗体価：8倍以下であり，妊婦検診での判定基準とは異なる[4]．

135

産後），すみやかに風しんワクチンの接種が必要である．しかし，抗体価が不足していることがわかっていても，医師からの積極的な勧めがないまま，産後の忙しい育児生活に追われ，自分のことは後回しにして接種し損なったり，授乳中はワクチン接種ができないと思い込んでいたことが理由で，第二子以降にCRSの赤ちゃんを出産した母親もいる[1]．

　2018年での調査で，20～40代女性の12～24％が，風しんHI抗体が16倍以下であることがわかっている[5]．妊娠が判明したときにはすでに感染していたというような事態は是非とも避けるため，妊娠可能年齢の女性にはワクチン接種の必要性を評価（風しん含有ワクチンの接種歴が過去2回あるかの確認）するよう日常診療で心がけたい．

　1962年4月2日から1979年4月1日生まれ（2019年4月2日時点で40～57歳）の男性は，幼少時に定期接種として一度も風しんワクチンを接種する機会がなかった年代に含まれる（詳細は51ページ参照）．そのため，抗体保有率が全年代のなかでもとくに低く（約80％），風しん流行の主体となることが多い．

　2019年4月1日から上記年代の男性を対象に，原則無料の抗体検査および予防接種を行う風しん第5期定期接種が3年間限定で開始された．しかし，それ以外の年代でもワクチンを1回しか接種していない，または全く接種していない人は多数存在する．男女ともに，CRSに関心の低い人の場合は，行政の取り組みがあっても抗体測定やワクチン接種に出向くことは期待しにくい．たとえば，「周りに妊婦がいなくても，風しんを発症すると，感染が周囲に広がり，間接的に妊婦（胎児）がリスクにさらされる可能性がある」など，患者さんに当事者意識をもってもらえるような，わかりやすい医師からの推奨が重要である．

　抗体保有率が低い傾向にある30～50代（とくに男性）は子育て世代でもある[6]．下記の麻しんと同様に，積極的にワクチン接種歴および罹患歴の有無を確認する．風しんワクチンを接種する場合，対象者が麻しんの抗体価も不足しがちな年代であれば，風しん単独ワクチンでなく，MR（麻しん風しん混合）ワクチンで接種するとよい．多くの市区町村で風しんワクチン接種に関する一定額の助成制度が利用できるので，あらかじめ確認しておき，併せて情報提供を行う．

2 » 麻しん

　妊婦が麻しんに罹患しても，風しんのように胎児奇形をきたす可能性は低い．しかし，成人の麻しんは小児に比し重症化しやすく，妊婦はさらに重篤となりうる．流・早産の可能性もほかの感染症に比し高く，確実に免疫をつけておくことが推奨される．麻しんの抗体保有率は男女ともに95％以上であるが，麻しん罹患患者の内訳では，20～30代が半数以上を占め[7]，子育て世代に多いことが特徴である．風しんと同様，罹患歴がなければ不足回数分を麻しんワクチンまたはMRワクチンで接種する．上記の風しん無料検査・ワクチン接種対象の男性には，積極的にMRワクチン接種を推奨する．

妊娠可能な女性，妊婦とその家族

3 » 水 痘

水痘は本項でとりあげるVPDのなかで最も抗体保有率が高く，免疫をもたない妊婦の初感染は0.1%以下とまれである．しかしながら，妊娠中期に罹患すると約2%に先天性水痘症候群[*4]の危険性，周産期に罹患すると周産期水痘（新生児の致死率20〜30%）の危険性があり，妊婦は非妊婦に比べ水痘肺炎をきたすなど重症化しやすい傾向がある．妊娠中期に妊婦が水痘に初感染し，胎児死亡をきたした報告もあり[8]，頻度は低いものの，風しんや麻しんの免疫状態を検討する際に**併せて**既往歴・接種歴を確認しておく．

4 » ムンプス

胎児奇形をきたす可能性は低いが，流・早産の可能性を高めるリスクがあるため，ワクチンによる予防を推奨する．なお，患者の自己申告によるムンプスの罹患歴は，ムンプスウイルス以外のウイルスによる耳下腺炎であった可能性も考えられるので，血清学的に証明されていない臨床診断に基づく既往は信用しない方がよい．

次に，妊婦にも接種ができる2つの不活化ワクチンについて述べる．

5 » インフルエンザ

妊婦がインフルエンザに罹患すると，重症化しやすい．また，周産期にインフルエンザに罹患すると出生児が感染する危険にさらされることになる．そのため，妊娠可能な女性や妊婦には，流行期に入る前にワクチン接種を推奨する．なお，妊婦にチメロサール含有ワクチンを使用しても問題はないが，在庫があり妊婦が希望する場合はチメロサール非含有のワクチンを接種してもよい[9]．

6 » 百日咳

百日咳については，小児期に三種または四種混合ワクチンで計4回定期接種をすることになっているが，学童期には抗体価は下がり，とくに小学生は百日咳に対する十分な免疫をもっていない状態である．一方で，乳児（とくに生後6か月未満）が百日咳に罹患すると，呼吸停止など致死的な経過になりうるため，出生後の乳児に最も近くで接触する母親に免疫をつける必要がある[10]．

アメリカでは抗体価がさがらないように，学童期に百日咳含有ワクチンを追加接種するワクチンスケジュールとなっている．加えて妊婦（妊娠27〜36週）には，妊娠するたびにTdap（成人用三種混合ワクチン）で百日咳の免疫をつけることが推奨されている[11]．母体に免疫をつけることで，出生後の乳児へ胎盤を通じて抗体が移行する移行免疫が期待できる．

日本で成人に接種できる百日咳含有ワクチンはトリビック®しかないが，妊婦への安全性

[*4]：先天性水痘症候群は低出生体重児，四肢の形成不全，皮膚瘢痕，部分的筋肉萎縮，脳炎，小頭症，白内障などの症状をきたす．

は確立されていない．日本で妊婦に百日咳に対する免疫をつけるためには，これらのワクチンを患者とよく相談して接種するか，輸入ワクチンのTdapを使用するしかないのが現状である．もちろん，妊娠前や出産後の早い時期にこれらのワクチンを母親に接種したり，まわりの家族（主にパートナー）がワクチン接種を行い，妊婦を守る"コクーン戦略"[*5]を実施したりすることも有効な手段である．

妊娠可能な女性や妊婦の"家族"に推奨するワクチンについて

2012～2013年に流行したCRSの主な感染源が成人男性であったことからわかるように，妊娠可能な女性および妊婦の家族についても，VPDを予防することが大切である．家族には，パートナーのみならず，祖父母などの同居家族や妊婦のお腹のなかの胎児の兄姉なども含まれる．

家族にワクチンを推奨する際の問題点は，医師自身が目の前の患者の背景を十分に把握していない可能性があることである．男女問わず，たとえば，既婚者なのか，妊娠希望があるか，不特定多数の人に接する機会の多い仕事に従事しているかなどは，すべてワクチン接種の推奨にかかわる重要な情報である。これらの情報を把握していなければ，ワクチンを推奨する機会を逃すことにもなるため，まずは日常診療において患者の家族構成やライフステージ，職業などの情報を確認しておくことが大切である。

推奨ワクチンには，本稿で扱うワクチン（優先度が高い）だけではなく，それ以外のルーチンワクチンも含まれるが，ここでは妊婦（胎児）を守るという視点で，とくに注目すべき対象者やシチュエーションを列挙する．

- 10代後半～40代の患者（男女ともに子育て世代）
- 妊娠希望または結婚予定であることが判明した患者（パートナーも含む）
- 0歳児の家族（親・兄弟も含む）
- 小児患者の受診に付き添う親や兄弟（第二子以降の妊娠の可能性がある）
- 医療従事者，保育士，教員などの職業：子ども・妊婦に接する機会がある
- 不特定多数と接触する職業に従事する人
- 海外渡航予定・海外出張の患者（トラベルワクチンとともにルーチンワクチンの必要性を確認する）

[*5]：コクーン＝繭（まゆ）．新生児を含めた乳児など，ワクチン接種ができない人がVPDに罹患するのを予防するため，その周りの人がワクチンで免疫をつけることで，間接的に乳児を守る，蚕の繭にたとえた表現．

C アクティブにワクチン接種を推奨するには

　外来患者の家族が出産によって知らない間に増えているということを経験したことはないだろうか．これはすなわち，上述のVPDについて確認するタイミングを逃していることを意味する．たしかに，医師患者関係にもよるが，医師が患者の妊娠計画を把握するのは容易でないことも多い．しかし，不妊治療中の女性でさえも，風しんワクチンの必要性について評価されていないこともあり，多少のお節介が必要なときもある．医師からの問診を契機に，患者が，そんなことも相談していいんだ，という気付きになり，互いのメリットにつながることも多い．ワクチン接種の必要性を医療者側から積極的に確認する方法について，筆者の職場でも実践している例も踏まえ，以下に列挙する．

- 小児受診時は，受診受付で母子手帳提出をルーチン化する．
  → 毎回の受診時に看護師か医師が接種漏れの有無を確認し，不足があれば推奨する．
- 乳児健診時に，母親の妊娠初期の風しん抗体価を確認する
  → 測定された抗体価が不足しているにもかかわらず，産後にワクチン接種が行われていないことがある．
- 10～40代の男女には，折をみて，以下のような前置きをつけて，ワクチン接種歴または妊娠希望について問診する．
  　例：「最近，●●で麻しんが流行したのをきっかけに，みなさんにお伺いしているのですが」
  　　「女性の患者さんにはお伺いするようにしているのですが」
- 折をみて，患者の家族計画について触れる
  → 家族構成の聴取から始めると患者の抵抗が少なく，不自然な会話になりにくい．
- 待合室に妊娠希望の女性に対するワクチン接種を推奨するパンフレットやポスターを掲示する
  → 患者から質問される機会を作る．

　ただし，患者の既往歴（とくに子宮全摘歴や，早発閉経などの婦人科疾患）については事前に把握してから問診する．患者個々の背景に留意しながらも，積極的に妊娠希望やワクチン接種歴などの情報を収集することを心がけたい．

おわりに

　より多くの患者にワクチン接種の必要性が評価され，新しい命を含めた家族全員の健康が守られることを切に願う．

IV章 ● 特殊な場合のワクチン

●● 参考文献 ────

1) 風しんをなくそうの会:『hand in hand』.
https://stopfuushin.jimdo.com
2) 国立感染症研究所:風疹および先天性風疹症候群の発生に関するリスクアセスメント第三版. 2018年.
3) Ghidini A, Lynch L:Prenatal diagnosis and significance of fetal infections. West J Med, 159 (3):366-373, 1993.
4) 厚生労働省健康局結核感染症課:予防接種が推奨される風しん抗体価について. 平成26年2月.
5) 国立感染症研究所:年齢・年齢群別の風疹抗体保有状況, 2017年 〜2017年度感染症流行予測調査より〜 IASR流行予測, 2018.
https://www.niid.go.jp/niid/ja/y-graphs/8129-rubella-yosoku-serum2017.html
6) 佐藤 弘, 多屋馨子, 大石和徳, ほか:2017年度風疹予防接種状況および抗体保有状況―2017年度感染症流行予測調査(暫定結果). IASR, 39 (3):39-41, 2018.
7) 国立感染症研究所, 厚生労働省健康局:麻疹 2018年2月現在. IASR, 39 (4):49-51, 2018.
8) 谷村憲司, 小嶋伸恵, 山田秀人, ほか:妊娠中の水痘:帯状疱疹ウイルス初感染により妊娠第2三半期に子宮内胎児死亡に至った1症例―兵庫県. IASR, 34 (10):294-295:2013.
9) 日本産科婦人科学会, 日本産婦人科医会:CQ102 妊婦・授乳婦へのインフルンザワクチン, 抗インフルエンザウイルス薬投与の安全性は?. 産婦人科ガイドライン 産科編 2014. 54-57, 2014.
10) 国立感染症研究所:百日咳 2018年11月現在. IASR, 40 (1):1-2, 2019.
11) アメリカ疾病管理予防センター (CDC):妊婦の予防接種について.

（菅長麗依）

Ⅳ章 ● 特殊な場合のワクチン

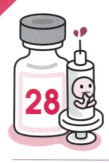

28 免疫不全

はじめに

　一口に「免疫不全」といっても，そのなかには多彩な病態が含まれる．先天性免疫不全症は主に小児科領域の疾患であるが，成人領域においても，悪性腫瘍に対する化学療法や臓器移植後の免疫抑制剤投与，コルチコステロイドや生物学的製剤投与に関連するものなど，医原性の免疫不全に遭遇する機会は今後ますます増加するであろう．免疫不全者が感染症を発症した場合には重症化する可能性があり，VPDに対するワクチン接種は免疫健常者以上に重要であるが，免疫不全者における特有の注意点が存在する．

　すべての免疫不全症に関して限られた紙面で述べることは困難であり，詳細はガイドライン[1]や成書を参照されたい．本項では一般臨床で遭遇する機会の多い病態における概略の記載にとどめ，広義には免疫不全に分類されることもある糖尿病や慢性腎不全などに関する記載は省略した．なお，日本プライマリ・ケア連合学会ワクチンプロジェクトチームによる「こどもとおとなのワクチンサイト」[2]は，非常に有用な日本語のリソースである．

 免疫不全状態におけるワクチン推奨の概要

　執筆時点では，コントロール良好なHIV感染症など一部の例外を除き，細胞性免疫不全（T細胞機能不全）状態における生ワクチンの接種は通常禁忌とされている．不活化ワクチンに関しては，免疫健常時に比して効果（血清学的な反応＝セロコンバージョン率）が劣るとする報告は多数あるが，副反応は増加しない．

　アメリカの予防接種の実施に関する諮問委員会 Advisory Committee on Immunization Practices（ACIP）が免疫不全の種別ごとに推奨しているワクチンのうち，成人領域に関連するものの概要を**表28-1**に示す[1, 2]．**表28-1**以外に「免疫不全の有無にかかわらず推奨される」ワクチンがあり，とくに毎年の季節性インフルエンザワクチン（不活化ワクチン）接種は，すべての免疫不全者に対して推奨される．

　海外渡航に際して接種が推奨されるワクチンのうち黄熱ワクチンは，細胞性免疫不全状態での接種は禁忌とされている[3]．ワクチン接種を求められる国への渡航が避けられない場合

表28-1 成人免疫不全者におけるワクチン推奨

免疫不全の種別		推奨	禁忌
HIV感染症	CD4+細胞数≧200	肺炎球菌ワクチン HBVワクチン	とくになし
	CD4+細胞数<200	肺炎球菌ワクチン HBVワクチン	生ワクチン全般(麻しん・ムンプス・風しん・水痘・黄熱)
無脾症(解剖学的・機能的)		肺炎球菌ワクチン Hibワクチン 髄膜炎菌ワクチン	鼻腔噴霧インフルエンザ生ワクチン(LAIV)
全身性化学療法 放射線療法 固形臓器移植後 免疫抑制剤投与		肺炎球菌ワクチン	生ワクチン全般(免疫不全の程度による)
維持透析中の慢性腎不全		肺炎球菌ワクチン HBVワクチン	鼻腔噴霧インフルエンザ生ワクチン(LAIV)
エクリズマブ投与		髄膜炎菌ワクチン	とくになし

季節性インフルエンザワクチンは，すべての免疫不全者に推奨される．　　　　　　　　　　　(文献1, 2)より作成)

の対応については，本書の該当項目(p.185)を参照されたい．

免疫不全者本人は，生ワクチンを接種できない，あるいはワクチンを接種しても十分な効果が得られない場合がある．リスク軽減のため，本人の周囲の者への適切なワクチン接種も重要である．

 個別の病態とワクチン

1》悪性腫瘍

全身化学療法や放射線療法施行中の生ワクチン接種は通常禁忌である．化学療法中は不活化ワクチン接種の効果が低下するが，副反応は増加しない．リツキシマブ投与後6ヵ月程度は不活化ワクチンの効果が減弱すると考えられるため[4]，可能であれば初回投与前に接種を行う．

なお，抗悪性腫瘍療法として今後使用機会が増加すると思われる免疫チェックポイント阻害薬(immune checkpoint inhibitors：ICI)に関しては，いまだ不明な部分がある．2018年，不活化インフルエンザワクチンの筋注接種後に抗PD-1抗体(ニボルマブあるいはペンブロリズマブ)による重篤な免疫関連有害事象(immune-related adverse events：IRAE)のリスクが約2倍に高まるとの報告がなされた[5]．しかし，より症例数を増やした他グループからの2019年の報告[6]では，不活化インフルエンザワクチン投与はIRAEのリスクを増加させないと結論づけられている．2018年の報告においてはワクチン株に対する抗体価の十分な上昇が確認されており，対象集団がインフルエンザのハイリスク群であることも考慮すれば，十分な説明のもと接種を行うことは正当化されるように思われる．

2 » コルチコステロイド投与

　高用量・長期のコルチコステロイド投与は生ワクチンの禁忌であり，投与中止後間隔をあけての接種が推奨される．ACIPは，「短期間(14日間未満)」，「低～中用量(prednisone換算で20mg/日未満相当)」，「短時間作用型製剤の隔日投与」，「生理的維持量の投与」，「局所投与(皮膚・眼)，吸入，関節内投与など」の範囲であれば，生ワクチンは必ずしも禁忌ではないとしている．

3 » 臓器移植後

　固形臓器移植後の免疫抑制状態においては，生ワクチンは禁忌となり，不活化ワクチンの効果も減弱することが予想される．移植担当医と連携のうえ，可能であれば移植前に必要なワクチン接種を完了することが望ましい．

　造血幹細胞移植に関しては，移植前に抗体を有していても移植後に減弱することが予想されるため，移植後の骨髄生着や慢性移植片対宿主病(graft versus host disease：GVHD)，免疫抑制剤・ガンマグロブリン投与の状況をみながらワクチン接種スケジュールを設計する．

4 » 無脾症(解剖学的・機能的)

　無脾症においては，肺炎球菌，髄膜炎菌，*Haemophilus influenzae* type bなど，莢膜を有する細菌による重症感染症のリスクが増加する(脾臓摘出後重症感染症 overwhelming postsplenectomy infection：OPSI)．胃がん手術の際に脾摘を施行された場合など，本人が自身の無脾状態を把握していない場合もあるため，注意が必要である．インフルエンザ罹患は肺炎球菌感染症罹患のリスクとなるため，脾摘症例における季節性インフルエンザワクチン接種の重要性は高い．

5 » HIV感染症

　日本の非専門医療機関においてHIV感染症と遭遇する機会はまだ多くないが，抗HIV療法の進歩によって非感染者と同程度の長期生存が可能になっており，将来的に総合診療医がかかわる場面は増加すると予想される．日本ではHIV感染小児例が少ないことから，本稿では成人HIV感染者に対するワクチン接種に関して述べる．

　HIV感染症とほかの細胞性免疫不全症との最も大きな違いは，HIV感染者では抗HIV療法により細胞性免疫能を回復させられることである．CD4陽性Tリンパ球数が200/μL以上であれば，生ワクチンの多くは禁忌とされていない．不活化ワクチンに関しては，CD4陽性Tリンパ球数にかかわらず接種可能である．ただし，CD4陽性Tリンパ球数が低い場合にワクチンの効果が劣るとする報告は多数存在するため，未治療のHIV感染者においては，HIV診療担当医と連携し，ワクチン接種に先行して抗HIV療法を導入することを検討すべきである．

　なお，HIV感染症は性感染症の1つであり，HIV感染者は経過中にしばしばほかの性感染

IV章 ● 特殊な場合のワクチン

症を合併する．日本のHIV感染者の多くが男性間性交渉者(men who have sex with men: MSM)であることから，これまでにも何度かA型肝炎のアウトブレイクが起こっている．VPDに含まれるほかの性感染症(HBV，ヒトパピローマウイルスなど)とともに，積極的なワクチン接種が望まれる．

参考文献

1) Ezeanolue, E, Harriman K, Hunter P, et al：General Best Practices Guidance of the Advisory Committee on Immunization Practices (ACIP).
https://www.cdc.gov/vaccines/hcp/acip-recs/general-recs/index.html (accessed Oct 5, 2019)

2) 日本プライマリ・ケア連合学会 ワクチンプロジェクトチーム：こどもとおとなのワクチンサイト．
https://www.vaccine4all.jp/

3) Staples JE, Gershman M：Fischer M：Yellow fever vaccine：recommendations of the Advisory Committee on Immunization Practices (ACIP). MMWR Recomm Rep, 59 (RR-7)：1-27, 2010.

4) Yri OE, Torfoss D, Hungnes O, et al：Rituximab blocks protective serologic response to influenza a (h1n1) 2009 vaccination in lymphoma patients during or within 6 months after treatment. Blood, 118：6769-6771, 2011.

5) Läubli H, Balmelli C, Kaufmann L, et al：Influenza vaccination of cancer patients during PD-1 blockade induces serological protection but may raise the risk for immune-related adverse events. J Immunother Cancer, 6 (1)：40, 2018.

6) Chong CR, Park VJ, Cohen B, et al：Safety of Inactivated Influenza Vaccine in Cancer Patients Receiving Immune Checkpoint Inhibitors (ICI), Clin Infect Dis, pii：ciz202. doi：10.1093/cid/ciz202. [Epub ahead of print], 2019.

(塚田訓久)

IV章 ● 特殊な場合のワクチン

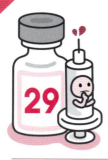

29 慢性疾患

はじめに

本稿では，糖尿病，慢性心不全，慢性呼吸器疾患，慢性腎不全(透析患者)，慢性肝疾患などの慢性疾患で推奨されるワクチンについて扱う．推奨する理由は，次の3つに分類するとわかりやすい．

---

① 感染症罹患による併存疾患の重症化予防
　例) 1型糖尿病をもつ挙児希望のある32歳女性(HbA1c 7.2%)，インフルエンザに罹患したときの重症化リスクが高いためインフルエンザワクチンを接種した．

② 特定の感染リスクに対する対策
　例)透析導入が予測される72歳男性(eGFR 25)，維持透析中の血液曝露リスクがあるため，前もってB型肝炎ワクチンの接種を開始した．
　例)薬物使用歴，C型肝炎のある29歳女性に，B型肝炎ワクチンを接種した．

③ 背景因子にかかわらず推奨されるルーチンワクチン
　例)最近，通院をはじめた陳旧性心筋梗塞による慢性心不全をもつ56歳男性(EF 50%)，麻しん風しんワクチンの接種歴がないことが判明したため接種した．

この稿では主に①，②の理由で推奨されるワクチンを取り上げる．わが国には成人のワクチンを網羅的にまとめたものがないため，主にアメリカCDCの推奨[1]を参考とし**表29-1**にまとめた．

 肺炎球菌ワクチン

肺炎球菌ワクチンは侵襲性肺炎球菌感染症(invasive pneumococcal diseases：IPD)を予防する．とくに注意すべきなのは**アルコール依存症，慢性心疾患，慢性呼吸器疾患，糖尿病**をもつ患者だ．彼らは健康な成人に比べてIPDの発症リスクがはるかに高く(**図29-1**)[2]，**年齢を問わず**肺炎球菌ワクチンが推奨される．

145

表29-1　主な慢性疾患と推奨されるワクチン

	アルコール依存症	糖尿病	慢性心不全	慢性呼吸器疾患	慢性腎不全	慢性肝疾患
インフルエンザ	◎	◎	◎	◎	◎	◎
肺炎球菌	◎	◎	◎	◎	◎	◎
B型肝炎	○	◎	○	○	◎	◎
水痘・帯状疱疹		○		○	○	
その他とくに考慮すべきもの					麻しん，風しん	A型肝炎

推奨されるものを◎，意見が定まっていないものや一部で推奨されるものは○とした．

（文献1）より改変）

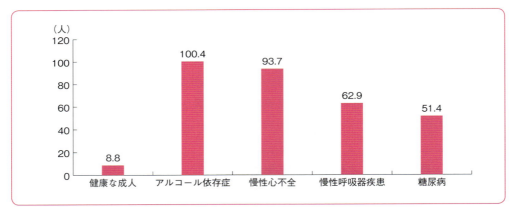

図29-1　10万人年あたりのIPD発症率　　　　　　　　　　　（文献2）より作成）

　アルコール依存症やアルコール性肝炎のみならず，**慢性肝疾患**をもつすべての人にも肺炎球菌ワクチンは推奨される[3]．なかでも腹水を伴う肝硬変では，肝硬変そのものによる免疫不全のみならず，肺炎球菌性腹膜炎のリスクが高まる[4]．また喫煙者と受動喫煙者は，非喫煙者に比べてIPDリスクが2倍との報告もあり，**禁煙指導**も併せて行うとよいだろう[5]．

　このほか，発作性夜間ヘモグロビン尿症，非典型溶血性尿毒症症候群など，エクリズマブなどの**抗補体(C5)モノクローナル抗体製剤を使用する患者**も高リスク群である．なぜならこれらの薬剤は一部の補体の生成を抑制するため，莢膜を有する細菌である肺炎球菌による重症感染症のリスクが増すからである．

　ではPPSV23とPCV13の2種類を，どう接種すればよいだろう．PCV13はPPSV23と比べて血清型カバー率が低いが，免疫原性が高い[6]．そのため**糖尿病，慢性心不全，慢性呼吸器疾患，慢性肝疾患**などのハイリスクグループでは，まずPCV13を接種し，1年後にPPSV23を接種するのがよい（PCV13を接種したことがあっても，定期接種としてPCV23を接種できる[1,2]．ただし例外的にネフローゼ症候群による腎不全の場合は，PCV13の接種から8週間後のPPSV23投与が推奨される[1]．

　わが国では2019年4月現在，連続接種に関する考え方が定まっておらず，さまざまな条件を総合的に判断してワクチンスケジュールを作成すべきである[2]．

B インフルエンザワクチン

WHOとCDCは**慢性疾患をもつすべての人**に，年1回の接種を推奨している[1]（https://www.who.int/en/news-room/fact-sheets/detail/influenza- (seasonal)）．たとえば糖尿病患者では，H1N1インフルエンザの流行時，集中治療を要する割合が高かったという報告がある[7]．インフルエンザ罹患による血糖コントロール悪化の予防のためにも，糖尿病患者では必ず年1回接種したい．同様に，慢性心不全患者においては，インフルエンザのワクチン接種が冬季の死亡率低下に寄与することが知られている[8]．また慢性閉塞性肺疾患（COPD）や気管支喘息などの慢性の呼吸器疾患をもつ患者ではインフルエンザワクチンは必須ともいえよう．インフルエンザに罹患した後は，肺炎球菌性肺炎などの細菌性肺炎を合併しうる[4]．インフルエンザの予防はインフルエンザの重症化予防だけではなく，肺炎の予防にもつながるのである．

課題は，経済的負担である．わが国で予防接種法に基づく定期接種の対象になるのは，次の3群で，慢性疾患をもつ65歳未満のほとんどの者ではインフルエンザのワクチン費用を自己負担せざるをえない．今後の制度の変更が待たれる．

- 65歳以上の者
- 60〜64歳で心臓，じん肺もしくは呼吸器の機能に障害があり，身の回りの生活を極度に制限される者（身体障害者障害程度等級1級相当）
- 60〜64歳でヒト免疫不全ウイルスによる免疫の機能に障害があり，日常生活がほとんど不可能な者（身体障害者障害程度等級1級相当）

プライマリ・ケア医としては慢性疾患をもつすべての人に，インフルエンザワクチンの効果を根気強く説明し，ワクチン接種を働きかけることが重要である．

C B型肝炎ワクチン

B型肝炎は血液，体液を介して感染し，一部が肝硬変や肝がんに至る．そのため慢性肝疾患，なかでもC型肝炎，肝硬変，脂肪肝，アルコール性肝疾患，自己免疫性肝炎，ALT/ASTが正常値の2倍以上ある患者では，B型肝炎ワクチンが推奨される[1]．

慢性肝疾患のほか，**血液感染**リスクがある患者でも推奨される．具体的には，**インスリン使用中の糖尿病患者，維持透析を検討している慢性腎不全患者，静注薬物使用者**の3つである．わが国における維持透析患者におけるB型肝炎の生涯感染リスクは高く，HBs抗原，HBs抗体，HBc抗体いずれかが陽性だったのは28％で，HBV-DNA陽性でoccult B型肝炎が疑われたのは3.7％に上ったとの報告がある[9]．一方で昨今では，透析施設における標準予防策の徹底によりB型感染既感染率は低下しつつあるとの見方もある[4]が，いずれにせよ

高リスク者であることには変わりない．患者自身を守るため，そして集団免疫の視点からも予防しておきたい．

B型肝炎ワクチンは接種完了までに半年かかる．将来的に維持透析やインスリン導入が予測されたケースでは，その時点から接種を開始し，早めに十分な抗体価を得られるようにしておきたい．

 A型肝炎ワクチン

慢性肝疾患をもつ人で推奨される．ただし慢性肝疾患をもつ患者で急性A型肝炎が重症化しやすいかどうかについては諸説あり[10, 11]，重視すべきはA型肝炎の罹患リスクである．A型肝炎はp.69にあるように，食事による経口感染と性的接触により伝播する．そのため，**A型肝炎流行地域への渡航予定**がある人，**MSM（男性と性交渉をもつ男性）**，**違法薬物使用者**で，推種が推奨される．2018年には国内都市圏でMSM間の性的接触によるA型肝炎が疑われる流行があり[12]，MSMに対して積極的なワクチン接種が呼びかけられた．慢性肝疾患をもち，さらに上記に示す感染リスクがある患者では，必ずA型肝炎ワクチンを提案するようにしたい．

 MR（麻しん風しん混合）ワクチン

慢性腎不全患者，とくに**維持透析**患者では接種歴を確認し，未接種者にはワクチン接種を必ず推奨しておきたい．麻しんの主な感染経路は**空気感染**である．維持透析中は，免疫不全者が長時間同じ部屋で過ごすため，ワクチンによる感染対策は極めて重要である．

 水痘，帯状疱疹ワクチン

帯状疱疹は患者の生活の質に大きな影響を及ぼす疾患である．2017年に発表されたメタ解析によると帯状疱疹の統合オッズ比（カッコ内は95％信頼区間）はそれぞれ，全身性エリテマトーデス2.10（1.40-3.15），関節リウマチ1.67（1.41-1.98），鬱病1.36（1.15-1.61），炎症性腸疾患1.35（1.28-1.42），COPD 1.31（1.22-1.41），糖尿病1.30（1.17-1.45），慢性腎不全1.28（1.14-1.42），気管支喘息1.25（1.13-1.39）であった[13]．

日本で発売されている弱毒性水痘ワクチン，Shingrix®はいずれも50歳以上を対象にしている．定期接種はこれからの議論であるが，少なくとも以下の慢性疾患をもつ50歳以上の人では帯状疱疹予防のためのワクチン接種が推奨される．具体的には糖尿病，慢性呼吸器疾患（COPD，気管支喘息），慢性腎不全，膠原病（全身性エリテマトーデス，関節リウマチ），鬱病，炎症性腸疾患などである．

G Hibワクチン，髄膜炎菌ワクチン

いずれも肺炎球菌と同様，莢膜を有する病原体である．そのためエクリツマブなどの抗補体（C5）モノクローナル抗体製剤を使用する患者では，一部の補体の生成を低下させるため無脾症と同様の免疫不全者と捉えるべきで，Hibワクチンと髄膜炎菌ワクチンを推奨すべきである．詳細については「20．小児期に打ち損じた場合」（p.95），「23．髄膜炎菌」（p.112）についても参照されたい．

参考文献

1) Centers for Disease Control and Prevention：Recommended Adult Immunization Schedule by Medical Condition and Other Indications, United States, 2019.
https://www.cdc.gov/vaccines/schedules/hcp/imz/adult-conditions.html.
2) 日本感染症学会：65歳以上の成人に対する肺炎球菌ワクチン接種に関する考え方（第2版 2017-10-23）．
http://www.kansensho.or.jp/uploads/files/guidelines/o65haienV/o65haienV_171023.pdf.
3) Rubin LG, Levin MJ, Ljungman P, et al：2013 IDSA clinical practice guideline for vaccination of the immunocompromised host. Clin Infect Dis, 58 (3)：309-318, 2014.
4) Plotkin SA, Orenstein WA, Offit PA, et al：Pneumococcal Polysaccharide Vaccines. Plotokin's Vaccine, 7th edi, 819, 2018.
5) Nuorti JP, Butler JC, Farley MM, et al：Cigarette smoking and invasive pneumococcal disease. Active Bacterial Core Surveillance Team. N Engl J Med, 342 (10)：681-689, 2000.
6) Jackson LA, Gurtman A, van Cleeff M, et al：Immunogenicity and safety of a 13-valent pneumococcal conjugate vaccine compared to a 23-valent pneumococcal polysaccharide vaccine in pneumococcal vaccine-naive adults. Vaccine, 31 (35)：3577-84, 2013.
7) Allard R, Leclerc P, Tremblay C, et al：Diabetes and the severity of pandemic influenza A (H1N1) infection. Diabetes Care, 33 (7)：1491-1493, 2010.
8) de Diego C, Vila-Córcoles A, Ochoa O, et al：Effects of annual influenza vaccination on winter mortality in elderly people with chronic heart disease. Eur Heart J, 30 (2)：209-216, 2009.
9) Saijo T, Joki N, Inishi Y, et al：Occult hepatitis B virus infection in hemodialysis patients in Japan. Ther Apher Dial, 19 (2) 125-130, 2015.
10) Hasle G, Hoel T, Jensenius M：Mortality of hepatitis A in adults with hepatitis C antibodies. Lancet, 351 (9119)：1888, 1998.
11) Pramoolsinsap C, Poovorawan Y, Hirsch P, et al：Acute, hepatitis-A super-infection in HBV carriers, or chronic liver disease related to HBV or HCV. Ann Trop Med Parasitol, 93 (7)：745-751, 1999.
12) 国立感染症研究所 感染症疫学センター：2012年第1週から2018年第42週までの感染症発生動向調査におけるA型肝炎の報告．
https://www.niid.go.jp/niid/ja/hepatitis-a-m/hepatitis-a-idwrs/8423-hepa-181120.html.
13) Kawai K, Yawn BP：Risk Factors for Herpes Zoster：A Systematic Review and Meta-analysis 92 (12) 1806-1821, 2017.

（来住知美）

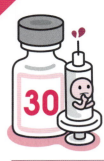

Ⅳ章 ● 特殊な場合のワクチン

医療関係者

はじめに

　医療関係者は，自分と家族の感染予防そして自らが患者へ感染させないためにも，積極的な感染予防が必要である．また感染症による欠勤などが原因で医療機関が機能低下を起こすことも防ぐ必要があり，個人のみならず，平常時から医療機関という集団の免疫度を高めておくことが重要である．ここでいう医療関係者には医師，看護師などの医療職だけではなく，医療機関の事務職，実習する学生，業者（売店，清掃，給食業務，MRなど），ボランティアを含めて**院内で患者と接触する可能性のあるすべての関係者**を含む．本項では日本環境感染学会「医療関係者のためのワクチンガイドライン」を主な参考として医療関係者にとくに必要なワクチンを紹介する．

　対象とする疾患の免疫獲得が確認できていない（感受性がある）場合は，就業（実習）前に接種が完了していることが望ましい．これらのワクチンは同時接種することも可能であるが，別々に接種する場合は，生ワクチンでは接種後27日（4週間）以上あけて，不活化ワクチンでは接種後6日（1週間）以上あけて次のワクチンを接種する．

 B型肝炎ワクチン

1 » 推　奨

- B型肝炎ウイルス（HBV）に**感受性のあるすべての医療関係者**に対して接種する．
- ワクチンは0，1，6ヵ月後の3回接種（1シリーズ）を行う．
- 3回目の接種終了後から1〜2ヵ月後にHBs抗体検査を行い，EIAまたはCLIA，RIA法で10 mIU/mL以上であれば免疫獲得と判定する．
- 1回のシリーズで免疫獲得とならなかった場合は，もう1シリーズのワクチン接種を考慮する．
- ワクチン接種シリーズ後の抗体検査で**免疫獲得と確認された場合は，その後の抗体検査や追加のワクチン接種は必要ではない**．

医療関係者

2 » 背　景

　　HBVは血液媒介感染をする病原体としては最も感染力が強い．**乾燥した環境表面でも7日以上にわたり感染力を維持するとの報告もある**．針刺しや患者に使用した鋭利物による切創，血液・体液の粘膜への曝露，小さな外傷や皮膚炎などの傷害された皮膚への曝露でも感染が成立する場合がある．

3 » 接種対象

　　感受性のあるすべての医療関係者．とくに直接患者の医療・ケアに携わる職種には優先して接種するが，患者の血液・体液が付着した環境表面からわずかな傷を介して感染する可能性があることから，すべての医療関係者が対象となる．

4 » 接種方法

　　3回接種（1シリーズ）する．接種方法，接種禁忌などの詳細は，p.73を参照のこと．

5 » 経過措置

　　1シリーズのワクチン接種後に抗体価が上昇しなかった場合は，もう1シリーズの再接種が推奨される．追加の1シリーズで，再接種者の30〜50％で抗体を獲得すると報告されている．2シリーズでも抗体陽転化がみられなかった場合は「ワクチン不応者」として血液曝露に際しては厳重な対応と経過観察を行う．ワクチン接種歴はあるが，抗体上昇を未確認の場合は，抗体検査を行う．10 mIU/mL以上であれば免疫獲得として終了し，10 mIU/mL未満であればあと2回のワクチン接種（つまり，初回と併せて3回＝1シリーズとなる）後に再度抗体価の確認行う．

B　麻しん，風しん，水痘，おたふくかぜワクチン

1 » 推　奨

- ワクチンにより免疫を獲得する場合の接種回数は1歳以上で「2回」を原則とする．
- 勤務・実習中は，予防接種・罹患歴・抗体価の記録を本人と医療機関で年数にかかわらず保管する．
- 免疫が不十分であるにもかかわらず，ワクチン接種を受けることができない医療関係者については，個人のプライバシーと感染発症予防に十分配慮し，当該者が発症することがないように勤務・実習体制を配慮する．

2 » 背　景

　　麻しんと水痘の感染経路は空気・飛沫・接触感染であり，風しんと流行性耳下腺炎は飛沫・接触感染である．医療関係者がこれらの疾患を発症すると，本人の重症化のリスクに加

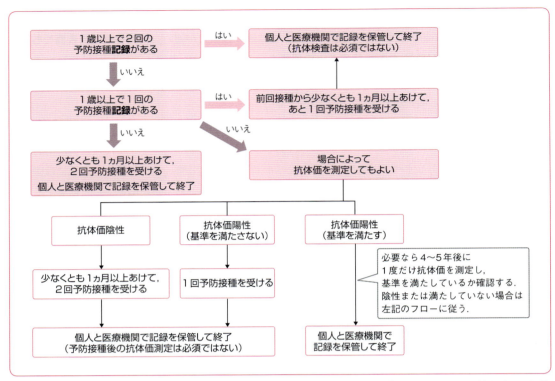

図 30-1　麻しん・風しん・水痘・おたふくかぜワクチン接種のフローチャート
（文献1）より作成）

表 30-1　抗体価の考え方

疾患名	抗体価陰性	抗体価陽性（基準を満たさない）	抗体価陽性（基準を満たす）
麻しん	EIA法（IgG）：陰性 またはPA法：＜1：16 または中和法：＜1：4	EIA法（IgG）：（±）〜16.0 またはPA法：1：16,32,64,128 または中和法：1：4	EIA法（IgG）：16.0以上 またはPA法：1：256以上 または中和法：1：8以上
風しん	HI法：＜1：8 または EIA法（IgG）：陰性	HI法：1：8,16 または EIA法（IgG）：（±）〜8.0	HI法：1：32以上 または EIA法（IgG）：8.0以上
水痘	EIA法（IgG）：＜2.0 またはIAHA法：＜1：2 または中和法：＜1：2	EIA法（IgG）：2.0〜4.0 またはIAHA法：1：2 または中和法：1：2	EIA法（IgG）：4.0以上 またはIAHA法：1：4以上 または中和法：1：4以上 または水痘抗原皮内テストで陽性（5mm以上）
流行性耳下腺炎	EIA法（IgG）：陰性	EIA法（IgG）：（±）	EIA法（IgG）：陽性

4疾患とも補体結合反応（CF法）では測定しないこと．
（文献1）より改変）

えて，周囲の患者や医療関係者への感染源となることから，迅速な対応が求められる．

3 » 接種対象

麻しん，風しん，水痘，ムンプスウイルスに感受性のあるすべての医療関係者（図30-1，表30-1）[1]．

4 » 接種方法

　1歳以上で2回の接種を原則とする．抗体価の考え方を**表30-1**に示すが，成人では小児より抗体陽転率が低いという報告もあり，基準を満たすまで接種し続けるという意味ではない．これらのワクチンは就業(実習)前に接種しておくことが望ましいが，未接種時にウイルスに曝露された場合は以下のように対応する．麻しん患者や水痘患者と接触した場合は，できる限り早く(72時間以内)に緊急ワクチン接種をすることで，発症を予防できる可能性がある．風しんと流行性耳下腺炎については，緊急ワクチン接種の有効性は示されていないが，曝露した感受性者にワクチン接種が行われることにより，今回の曝露で発症しなかった場合でも永続的な免疫が付与されることになるとの考えから接種が勧められている．

　なお，いずれも生ワクチンであるため，妊娠可能な女性においては，接種前約1ヵ月間および接種後約2ヵ月の避妊を指示する．また，風しんについては，第5期定期接種の対象者(昭和37年(1962年)4月2日〜昭和54年(1979年)4月1日生まれの男性)は，この制度の利用も検討すべきであろう．接種方法や接種禁忌などの詳細は，Ⅱ章の各項を参照のこと．

C　インフルエンザワクチン

1 » 推　奨

　すべての医療関係者(妊婦または妊娠の可能性のある女性も含む)を対象として，**毎年1回**接種する．接種方法，接種禁忌などの詳細は，p.122を参照のこと．

D　破傷風トキソイド

1 » 推　奨

- すべての医療関係者に10年ごとに追加接種(1回)する．
- とくに災害医療に従事する者など外傷を被る可能性の高い医療関係者では個人防衛のために接種が推奨される．

　昭和42年(1967年)以前生まれの者は接種歴がない年代のため，基礎免疫として3回接種をする必要がある．接種方法，接種禁忌などの詳細は，p.82を参照のこと．

E　4価結合型髄膜炎菌ワクチン(血清型A, C, YおよびW)

1 » 推　奨

- とくに以下に該当する55歳以下[*1]の医療関係者に推奨される(いずれも過去5年以内に髄

---

*1：本項では国内承認されている4価結合型髄膜炎菌ワクチン(メナクトラ®)を想定している．同ワクチンは医薬品医療機器等法上の年齢制限はないが，国内臨床試験は2〜55歳を対象として実施していることから，56歳以上の者への接種については有効性および安全性は確立していない．

膜炎菌結合体ワクチンを接種していない場合に接種を検討する）．
- 検査室や研究室で髄膜炎菌を扱う可能性がある臨床検査技師や微生物研究者には0.5mlを1回接種する．
- 無脾症，脾臓摘出，持続性補体欠損症，HIV感染などの疾患を有する者は0.5mlを2回接種する．2回目は初回接種から8週以上の間隔をあけて接種する．
- 侵襲性髄膜炎菌感染症の発症頻度の高い地区（髄膜炎ベルトなどの海外）へ訪れる者には0.5mlを1回接種する．
- 追加免疫は5年ごとに0.5mlを1回追加接種する．
接種方法や接種禁忌，国内未承認の髄膜炎菌ワクチンなどの詳細はp.112を参照のこと．

F 沈降精製三種混合ワクチン

1 » 推　奨

- これまでに三種混合（DPT）ワクチンの接種歴がない医療関係者には，百日咳予防のため三種混合ワクチン（トリビック®）を1回接種する（三種混合ワクチンは2014年に一旦製造が中止され，2016年に思春期以降の追加接種の適応を取得し2018年1月から販売が再開されたため，「医療関係者のためのワクチンガイドライン第2版（2014年9月）」では言及されていない）．以後10年ごとに二種混合（DT）ワクチンを接種する．
- 医療施設などで百日咳が流行するリスクが増している状況では，三種混合ワクチンの再接種を考慮してもよい．ただし，再接種による百日咳の感染予防や医療施設内での感染予防を支持するエビデンスはこれまでに報告されていない．
- 本ワクチンの再接種する場合，新生児は百日咳に罹患すると重症化するリスクが最も高いため，とくに新生児や妊婦と接触する医療従事者へ優先的に接種する．
- 再接種までの期間については，はっきりとしたエビデンスは示されていないが5～10年を目安とする．
接種方法や接種禁忌などおよび百日咳予防の詳細はp.78を参照のこと．

参考文献

1) 日本環境感染学会：医療関係者のためのワクチンガイドライン．第2版．
   http://www.kankyokansen.org/modules/publication/index.php?content_id=17
2) Centers for Disease Control and Prevention：Recommended Vaccines for Health Workers．
   https://www.cdc.gov/vaccines/adults/rec-vac/hcw.html
3) Protkin SA, Orenstein WA, Edward KM, et al：Plotkin's Vaccines 7th Ed, Elsevier, Amsterdam, 2018.
4) Centers for Disease Control and Prevention：Evaluating Revaccination of Healthcare Personnel with Tdap：Factors to Consider．
   https://www.cdc.gov/vaccines/vpd/pertussis/tdap-revac-hcp.html

（坂西雄太）

V章
海外渡航時のワクチン

V章 ● 海外渡航時のワクチン

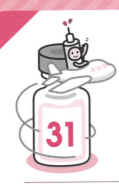

31 渡航ワクチンの考え方

はじめに

　まず，渡航ワクチンの対応ができるからといって渡航外来とかトラベルクリニック業務を行っていることにはならない．しかし，渡航ワクチンの選定を行う過程にはリスクアセスメントという工程があるため，トラベルクリニック業務の重要なポイントを通過する．また，渡航に関連して曝露・罹患する可能性のある感染症は乳幼児の予防接種なども含みトラベラーズワクチン（渡航ワクチン）と呼ばれるが，「渡航ワクチン＝特殊なワクチン」とも限らない．本稿では渡航ワクチンを考えるときに，どのような情報を収集し，勘案しなければなら

表31-1　渡航地域別推奨ワクチン

	東アジア	東南アジア	南アジア	中央アジア	中近東
A型肝炎	△	○	○	○	○
B型肝炎	○	○	○	○	○
破傷風・ジフテリア・百日咳	○	○	○	○	○
狂犬病	日本以外○	JK, SGP以外○	○	○	○
日本脳炎	○	○	○	×	×
ポリオ	×	一部○	一部○	一部○	一部○
腸チフス	日本以外○	○	○	○	○
渡航者下痢・コレラ	日本以外△	○	○	○	○
ダニ媒介性脳炎	モンゴル，中国東北部，ウイグル，チベット北部，雲南省4〜9月○	×	×	4〜9月○	×
黄熱*	×	×	×	×	×
麻しん	○	○	○	○	○
髄膜炎菌ACWY	△	△	インド○	△	△
髄膜炎菌B	△	△	△	△	△
HPV9価	適齢年齢○	適齢年齢○	適齢年齢○	適齢年齢○	適齢年齢○

＊渡航の経由地によっては×でも必要.
JK：ジャカルタ，SGP：シンガポール，UK：英国，NZ：ニュージーランド.
個々のリスクを熟考し，上表から足し引きする（2018年6月現在）.

156

31 渡航ワクチンの考え方

ないのかというリスクアセスメントの第一歩から紹介する．

 渡航先＝ワクチン決定は大間違い

どこへ行く，そこで何をする[1]，その先にどこまで足を伸ばすか，渡航者の年齢，基礎疾患〔グルコース-6-リン酸脱水素酵素（G6PD）欠損症，鎌状赤血球，ワルファリン使用の有無，生活習慣病，心循環器の術歴，精神疾患など〕，妊娠の可能性，常用薬の有無，ワクチン接種歴，ワクチンと旅行者保険にかける予算（出資者），性格，渡航時期と期間，希望渡航パターン，渡航宿泊形態，移動手段，単独か否か，小児・老人の有無，友人・知人訪問か，心配はないか．このようなことを聴取することからアセスメントが始まる．仮に，会社指定，もしくは個々人で調べてきて希望ワクチンが決まっていても流れ作業になるのは厳禁だ．そして厚生労働省検疫所ホームページFORTHに記載されているワクチン一覧が答えでもない．その個人のベストな選択となるべく不要なものは除外し，必ず専門家として，感染症動向や，現地の医療アクセス状況（たとえば交通手段や選挙活動，デモ，ストライキなどイベントがある時期の渡航だと交通状況の悪化により医療アクセスが物理的に悪くなることも含める）などについても最新情報を入手する必要がある．情報の入手先はCDCや検疫所のウェブサイト，米国領事館や日本の外務省の海外安全情報などが役立つがひとつにまとまっている

	東欧・ロシア	西 欧	北アフリカ	サハラ以南アフリカ	北アメリカ	メキシコ・カリブ	中南米	オーストラリア・太平洋
	○	△	○	○	△	○	○	△
	○	○	○	○	○	○	○	○
	○	○	○	○	○	○	○	○
	○	UK以外○	○	○	△	○	○	NZ以外○
	×	×	×	×	×	×	×	一部○
	×	×	×	一部○	×	×	×	×
	△	△	○	△	×	○	○	基本×
	△	×	△	△	×	×	○	基本×
	4〜9月○	フランス以東4〜9月○	×	×	×	×	×	×
	×	×	×	一部○	×	×	一部○	×
	○	○	○	○	○	○	○	○
	△	状況により○	△	○	状況により○	△	ブラジル○他△	△
	△	状況により○	×	△	状況により○	△	△	△
	適齢年齢○	適齢年齢○	適齢年齢○	適齢年齢○	適齢年齢○	適齢年齢○	適齢年齢○	適齢年齢○

157

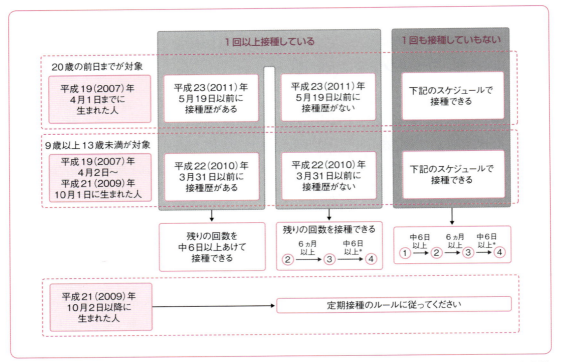

図31-1　日本脳炎の接種ルール　　　　　　　　　　　　　　　　　　（作成：藤岡雅司・近 利雄）
＊：厚生労働省はおおむね5年の間隔をあけるのが望ましいとしている．

ウェブサイトはないので，表31-1に渡航地域別の推奨ワクチン一覧表を掲載した．しかし，それを鵜呑みにして「○○国に行くからこの辺のワクチンが推奨される」とはいかない[2]．年齢によっては対象疾患の抗体が有効な期間の差異などもありうるし，破傷風を一度も接種したことがない世代もいる．さらには，過去に接種歴があり不要となっているものが接種されていることも多く，本人や会社の認識の甘さ，または，受診医療機関で未承認ワクチンの知識に欠き，最も受けるべきワクチンが見逃されることもある．20歳未満で日本脳炎のリスク地域に渡航する場合の特例接種の対象者は，図31-1にあるとおりに定期接種を活用することも可能である．未承認ワクチンや最新の接種方法なら出発ギリギリでも十分に間に合う手段もありうるため，質実剛健[*1]なトラベルクリニックの受診は肝要である．

　渡航者を診る医師・看護師・保健師・検疫官が渡航前医療相談を行うときに知っておきたい基礎知識は表31-2に示した．感染症には国境はなく，同一の国や地域でも接する環境によってもリスクは大きく異なる．医療者はワクチンだけでなく，疾病予防策，初期対応法，医療機関受診のタイミング，持参薬の可否と選択，狂犬病曝露後対応法，節足動物対策，など**プリントと口頭での説明を提供しなければならない**．また，ワクチンの説明にも自院の常備や国内での承認・未承認にこだわらず，現時点で手を伸ばせる範囲内のワクチン等の情

＊1：15分以上の時間をかけて，ワクチン以外の健康リスクアセスメントを行ってくれる医療機関を指す．

表31-2　ワクチン選定時に知っておきたい基礎知識

- 地理〔3次元的に，標高，1年を通しての気候(乾季・雨季の把握)，首都〕
- 歴史(周辺国・宗主国・元宗主国との現在の関係)
- 主要な空路と乗り継ぎ都市，航空ネットワークの概略
- 主要な宗教や風習
- 使用されている言語(通用する外国語：英語，仏語，獨語，伊語，露語，中国語など)
- 感染症の分布と発生状況
- 現地の医療事情
- イレギュラーなワクチンスケジュールの対応法(ワクチンの製品ごとのスペック)
- 予防接種だけでは渡航前の準備にはならないこと
- 基礎疾患のある渡航者に必要な準備(機材，医療文書，手配手段など)
- 有病帰国者が受診すべき医療機関(分野別)

	生後	2か月	3か月	4か月	5か月	6か月	7か月	11か月	12か月	15か月	19か月
BCG											
ヒ　ブ											
肺炎球菌											
DTaP-Polio (4混)											
B型肝炎											
ロタウイルス		自費	自費	(自費)							
麻しん (または麻しん風しん混合)						自費 可能					
麻しん・風しん											
おたふく									自費		
水痘(みずぼうそう)											
日本脳炎(各自治体に請求)											

図31-2　月齢別「持参すべき予診票」のカラーコード一覧表
子どもの頃に終了しているワクチンを予診票のカラーコード別で表記すると外国人でも接種時に，子どもの同時接種時にどの予診票を持ってきたらよいかわかりやすい(自治体によって若干の発色が異なる).

報提供は，渡航者(患者)にとっては知る権利があり，医療者にはそれを伝え，選択できる環境を与える義務があることは「患者の権利に関するWMAリスボン宣言」の第1条と第9条にあるとおりである．そのうえ，渡航者の利便性を高めるため，当院では定期接種を行っている小児がいる家族では同時進行できる定期接種類の予診票も持参してもらう．往々にして渡航者家族はワクチンパニック状態にあるので月齢別「持参すべき予診票」のカラーコード一覧表を手渡している(図31-2).

それらを踏まえ，自らが提供できる渡航医療の限界点がどこなのか理解したうえで図31-3[3]のアルゴリズムが生まれる．限られた紙面で簡潔に解説するのは困難であるため，南山堂『トラベル＆グローバルメディスン』(近 利雄，三島伸介 編) p.2〜45を参照されたい．最も大切なことは，自院で可能なワクチンを最大限接種してから紹介することが，必ずしも渡航者の最大限のベネフィットにはならないということである．たとえば，自院で国産A型肝炎の接種をしたが，ダニ媒介性脳炎ワクチンがなくZクリニックへ後者のために紹介したとしよう．Zクリニックでは，実は単回接種でより長期免疫の獲得が保証されているA型肝炎ワク

V章 ● 海外渡航時のワクチン

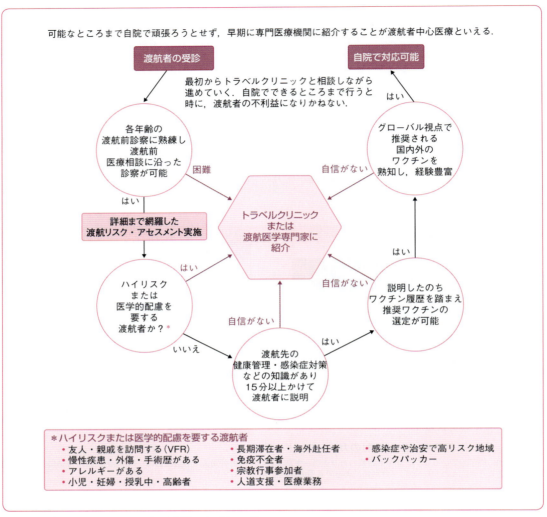

図31-3 トラベルクリニックとの連携のタイミング　　　　　　　　　　　　　　　　　　（文献3) より）

チンも常備している可能性がある．よって，ワクチン選定の段階で，自院の常備にないものが検討された時点から「紹介」ではなく「連携プレイ」で初診時から両医療機関を同時進行で利用してもらうのが望ましい形態だと筆者は信じる．

B　短期の渡航・長期の渡航・現地に〔知人・友人・親戚〕がいる渡航

　国交省は3週間以上の滞在を長期渡航としているためそれに則るが，短期の積算が長期になることもあり[4]，短期滞在でも罹患リスクがあまり変わらないものもある．次項で詳しく解説されるので割愛するが，ワクチンの選定にはB型肝炎以外はあまり影響を受けず，狂犬病罹患リスクは渡航期間の長短にあまり関係ない[4,5]．むしろ，もっとも影響があるのが現

表31-3 三島・近のVFR分類

VFR 1a型
生育地とは異なる文化・風習・地理・衛生環境をもつ国・地域に普段は居住し，生育地あるいはそれに類似した文化や風土，衛生環境をもつ国・地域への渡航者とその帯同者（例：ガーナ出身の男性が日本の大学を卒業したので母国に帰国する際の本人と同行する友人・家族）

VFR 1b型
健康保険衛生面からの観点に立ち，生育地とは異なる文化・風習・地理・衛生環境をもつ国・地域に長期滞在している友人・知人・親戚を訪問する渡航者（例：ヤンゴン赴任中の叔父家族に会いに行く東京在住の家族など）

VFR 2型
生育地とは異なる文化・風習・地理・衛生環境をもつ国・地域に訪問して，現地居住民と同様の生活様式を行う渡航者．必ずしも友人，知人，親戚，家族を訪問することが目的ではない（例：アマゾンの少数部族の調査に行き，現地住民と同様の生活をしながら親睦を深める場合など）

VFR 3型
健康保険衛生面からの観点に立ち，生育地とは異なる文化・風習・地理・衛生環境を持つ国・地域に長期滞在していた者がガイドなどとして随行し，その者が居住していた地域へ訪問する渡航者（例：キスムに5年間居住していた者の友人がケニアに渡航するときに前者が同行する場合など）

（文献8）より改変）

地に知人・友人・親戚がいる場合である．この渡航者はvisiting friends and relatives（以下，VFR）[6]と呼ばれ，一般渡航者よりも感染症リスクが上昇する．とくに増加するのは**マラリア・腸チフス・A型肝炎・E型肝炎**などを含める熱性疾患，非下痢性消化管寄生虫感染症，呼吸器疾患，結核，性感染症などであるため[7]，それを勘案したリスク・コミュニケーションとワクチン選定が必須となる（太字部はワクチンや予防薬のあるもの）．VFRにはさまざまな解釈があるが，それを簡単にまとめたのが**表31-3**[8]であり，渡航外来の担当医は熟知していなければならず，そうでなければひとつもワクチンを接種せず，質実剛健なトラベルクリニックに紹介することが医の倫理に沿っているといえよう．

 必須ワクチン，出入国で要求されるワクチン

必須ワクチンは一般的には入学時に学校が，イベント参加時や就職時に運営団体が指定するワクチンとなる．これらのワクチンは明確な接種記録がないかぎり再接種となる．出入国で要求されるワクチンは，執筆時点で知られているものは，黄熱ワクチン，ポリオワクチン，インフルエンザワクチン，髄膜炎菌ACWYワクチンである．うち，ポリオは蔓延国・再感染国の長期滞在者に指定された期間内で接種歴がないとその国を出国できないものであったり，先進国によっては特定の国からの渡航ビザ発給で必要となったりする．イスラムの巡礼であるハッジやオムラでは髄膜炎菌ACWYワクチンは必須で，出身国によってはポリオ，黄熱も必要とされる[9]．インフルエンザは強く推奨されている程度であるが，南半球型であることがシーズン的に望ましい．

ワクチン選定の正解

渡航ワクチンにおいて「どのワクチンを選択するか」というのは常に議論の対象となる．また，接種回数の設定，「追加接種扱い」または「やり直し接種」が適切なのかなど，学会などのシンポジウムでエキスパートが集まり議論しても「正解」がないことが多い．よって，ある程度のコンセンサスは必要だが，グローバルな視点で通用するエビデンスに基づいた渡航者本位の選択であれば批評はされないだろう．

おわりに

本稿は渡航ワクチンの考え方とその周辺ロジックや知識を網羅するには到底足りないページ数であることはご了承いただきたい．詳細は「トラベル&グローバルメディスン」（南山堂，2017）にも，本特集のバックボーンとなるエッセンスが所狭しと満載されているので，ぜひ，診療デスクに1冊は常備していただきたい．

参考文献

1) 中谷逸作：ワクチン接種だけではトラベルクリニックとは呼べない．トラベル&グローバルメディスン 渡航前から帰国後・インバウンドまで．第1版，近 利雄，三島伸介（編），南山堂，東京，12-13，2017．
2) 近 利雄：ワクチンで防げる疾患 vaccine preventable diseases（VPD）．トラベル&グローバルメディスン 渡航前から帰国後・インバウンドまで．第1版，近 利雄，三島伸介（編），南山堂，東京，153-158，2017．
3) 近 利雄：渡航前のトラベルクリニック受診 Pre-Travel Consultation の重要性（アウトバウンド）．トラベル&グローバルメディスン 渡航前から帰国後・インバウンドまで．第1版，近 利雄，三島伸介（編），南山堂，東京，7，2017．
4) Leder K, Chen LH, Wilson ME：Aggregate travel vs. single trip assessment：arguments for cumulative risk analysis．Vaccine, 30 (15)：2600-2604, 2012.
5) Gautret P, Harvey K, Pandey P, et al：Animal-associated exposure to rabies virus among travelers, 1997-2012．Emerg Infect Dis, 21 (4)：569-577, 2015.
6) 近 利雄：海外渡航．トラベル&グローバルメディスン 渡航前から帰国後・インバウンドまで．第1版，近 利雄，三島伸介（編），南山堂，東京，48-51，2017．
7) Leder K, Tong S, Weld L, et al：Illness in travelers visiting friends and relatives：a review of the GeoSentinel Surveillance Network．Clin Infect Dis, 43 (9)：1185-1193, 2006.
8) 三島伸介，西山正正，伊藤 誠，他：輸入感染症としてのアフリカ風土病"ロア糸状虫症"を通して考察する国境を越える感染症対策．グローバルヘルス合同大会2017（第21回日本渡航医学会学術集会），口頭演題7-3，2017年11月26日．
9) 黒田友顯，近 利雄：宗教行事などにおける健康リスク．トラベル&グローバルメディスン 渡航前から帰国後・インバウンドまで．第1版，近 利雄，三島伸介（編），南山堂，東京，251-253，2017．

〈近 利雄〉

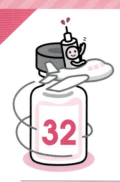

Ⅴ章 ● 海外渡航時のワクチン

32 未承認ワクチン

はじめに

　未承認ワクチンと輸入ワクチンとが同一視されていることが多いが，現在，日本国内で使用されている多くのワクチンが「既承認」輸入ワクチンである．「国産」と銘を打つために，注射溶液だけを国産にしたり，パッケージングなどを国内で行うことがあるが，アクトヒブ®，ヘプタバックス®-Ⅱ，肺炎球菌（小児，成人用とも），四種混合の内容成分の一部，サーバリックス®，ガーダシル®，ロタリックス，ロタテック®，イモバックスポリオ®など多くのワクチンの本体は輸入されているので厳密には「輸入ワクチン」である．そこで，昨今では混乱を避けるため「未承認ワクチン」と表記されるようになった（**表32-1**）．

　国内未承認であっても，海外で安全性・有効性が証明され，すでに承認・流通されているワクチンは国内に代替製剤がない場合に限り，薬事監査証明制度を用いて個人輸入が可能となっている．狭義の理解では，**輸入責任医師のみがそのワクチンの処方・接種に従事することができ**，起こりうる一切の責任もその医師に降りかかるのである．また，公的な保障制度，すなわち，予防接種法も独立行政法人医薬品医療機器総合機構法も適用されないことを常に意識しなければならない．本稿で不足部分は，文献1）などをご参照いただきたい．

 未承認ワクチンを取り扱ううえでの注意点

　前述のとおり，医薬品副作用被害救済制度などは適用されないことと，輸入責任医師のみが取り扱い可能であるため，複数人の医師が接種している医療機関での取り扱いには十分な理解が必要である．2003年より，輸入該当申請をしなくてもよくなったため，国内で未承認ワクチンを採用する医療機関数は急増したが，逆に責任の重大性の認識を欠いた，安易な取り扱い・接種が目立つようになった（**表32-2**）[1]．未承認ワクチンは「未」承認であるゆえ，将来的に「承認」の可能性を秘めている．国産ワクチンでも頻繁にみられる安易な発想による導入・取り扱いによる雑な医療サービスは渡航医療からは排除しなければならないが，未承認ワクチンで行われると，万が一の有事の際に，そのワクチンが承認のチャンスを逃し，待ち焦がれていた国民の不利益になりかねない．その時の責任は，その生物製剤の軽率な接種

163

表32-1　国内未承認ワクチンの例（2019年4月現在）

ワクチン	製品名の例
弱毒生経鼻インフルエンザワクチン	FluMist® Quadrivalent
弱毒生カイメラ日本脳炎	IMOJEV®
EV71	EV71疫苗
ダニ媒介性脳炎各種	FSME-IMMUN® TicoVac®, Encepur®, EnceVir®, TBE-Moscow® など
腸チフス各種	Typhim®, TYPHERIX®, Vivotif®, Typbar-TCV® など
コレラ各種	Dukoral®, Shanchol®, Vaxchora®, VCBCT など
腸管毒素原性大腸菌感染症（ETEC/O139）	Dukoral®
ブルセラ症*	LBV
野兎病*	LTV
Q熱*	Q-VAX®
HPV感染関連の各疾患（尖圭コンジローマ，肛門がん，陰部がん，乳児咽頭乳頭腫，子宮頸がん：6，11，16，18，31，33，45，52，58型関連）	Gardasil®9
弱毒生カイメラ デング熱*	Dengvaxia™
血清群B型関連侵襲性髄膜炎菌感染症各種	Trumenba®, BEXSERO® など
B型肝炎ワクチン無反応者・透析患者にも有効なB型肝炎関連疾患各種	Fendrix®
B型肝炎リコンビナント CpG1018アジュバント	HEPLISAV-B™
3価不活化B型肝炎ワクチン	Sci-B-Vac®
炭疽菌感染症*	BioThrax®, LAV STI-1 など
アデノウイルス感染症（軍用ワクチン）*	Adenovirus vaccine types 4 and 7
キャサヌル森林熱*	Kyasanur Forest Disease Vaccine
ザイール株エボラウイルス*	rVSV-ZEBOV
各種混合ワクチン	Infanrix™-IPV-Hib, Infanrix-hexa™, Hexyon®, Priorix™, Priorix-Tetra™, Twinrix™ Adult, Twinrix™ Junior, VIVAXIM® など

＊：トラベラーズワクチンには該当しない．

行為をしていた医師に当てられることを肝に銘じる必要がある．また，大量購入したワクチンの保管スペースに苦慮するがあまり，外箱を開封し別の箱や通風性のない籠・缶にまとめて薬品冷蔵庫で貯蔵するケースを散見する．これもグローバルなワクチン管理では禁止項目の基本中の基本である[2]．

未承認ワクチンの国内での必要性

　国内で流通しているワクチンだけでは渡航時のVPDなどのリスクを回避するには足りないものもある．なかには，留学で要求されているTdapのようなワクチンも存在する．さらには，髄膜炎菌血清群B型，Gardasil®9，より頻度の高い標的疾患では腸チフスやダニ媒介性脳炎のように致命的なVPDも含まれる．これらを常備せずには渡航外来は成り立たず，渡航者へのワクチン接種をしていることにはならない．どうしても未承認ワクチンを導入できない場合は，初診時からトラベルクリニックないしは渡航医学の権威との綿密な連携のもと，自

表 32-2　国内未承認ワクチンを取り扱うにあたる注意点

製品とロジスティックスの厳選
・安全で有効性の高いワクチンであること，また，免疫原性が確実かつ，国内製品よりも有意な因子が多いこと
・製品そのものが WHO の prequalification を受けている製品であるか，メジャーなメーカーが生産している信頼性があること
・安全で信頼のおける輸入ルートが確保できること
・コールドチェーンとトレーサビリティが確実であること（輸送中の温度の逸脱がないことが確認できること）
・海外卸価格の妥当性，輸入代行業者の見積りがそれにみあい，安定供給が確保できること
・信頼のおける輸入代行業者が手続きやロジスティックスをしっかりとコントロールしていること
・外為変動，輸送費変動，石油原価の変動にみあった代行業者手数料の変動であること（初回申請以降は手続きが簡略化できることも知っておく）
・消費期限にゆとりがあること（メーカー公示の有効年数"shelf-life"と大幅な開きがないか）
・製品スペックや海外での動向を常に監視すること
院内での取扱い
・薬品専用冷蔵庫を使用し，24時間モニター記録を残す
・外箱を開封しないで貯蔵すること：国際基準の確保（外箱開封にて保管する場合は医療機関としての信頼性も損なう），スペースが不足するなら冷蔵庫を買い増す
・ワクチンの準備・接種は別室ではなく，受診者の目前で輸入責任医師が行う
・入荷台帳，接種台帳を付け，薬事法・税務上の透明性を保つこと（生物製剤であることを忘れてはならない）
・輸入数量とタイミング：自院に見あったオーダーをし，横流しは一切しない
・在庫を切らさない工夫：安定供給ができる輸入ルートの確保と注文のタイミング
・受診者中心医療のため，自院で取り扱っていないワクチンも紹介し，リスボン宣言を厳守する
ワクチン接種の現場では
・流れ作業にしてはならない（1医師が接種できる数量は限られているので，接種人数の制限は必須），1医師の1日消費接種数が多い医療機関は医療の質に問題が現れる可能性がある（リスク・コミュニケーションが足りない，または，事故回避策を講じていないなど）
・原則として輸入責任医師が自らの手で接種することになっている．解釈により扱いは異なるのが，慎重に解釈する必要がある．他人の所為にはできない
・ワクチン以外の感染症対策，健康被害対策のアセスメントとコミュニケーションは欠かさない：本来の医療を忘れないこと．ワクチン販売業に転じてはならない
・紛れ込みの健康有害事象の対策：有事の際，そのワクチンが日本で承認されなくなる危険性への社会的責任感を常に意識する

（文献1）より改変）

院常備のどのワクチンなら接種開始しても差し支えないか確認しながら渡航者を支援するとよいであろう．最近散見するのが，見切り発車なのか，自院で常備しているワクチンで開始されてしまったがため表32-3のような事例が発生し，渡航者の経済的，心理的，時間的不利益が生じていることに目を向けなければならない．渡航者中心医療ではなく，自院の経営本位の医療としかとれないケースもある．

未承認ワクチン取り扱いにおけるリスク

　未承認ワクチンは，個人が現地卸または国内の輸入代行業者に注文をしないと入手できない．つまり，国内流通ワクチンのように，注文後数日以内に納品されることはないだけではなく，2〜10週間という不確実さが常につきまとう．それを見越して多く注文すると期限切れによる破棄が生じるという在庫リスクをも意味する．海外の流通も世界での流行状況や，製造国における出荷審査などを理由に流通が不安定・不確実であるため，2回目・3回目の

表32-3 頻繁に散見する問題事例

自院常備のワクチンで頑張ってしまう
・アメリカ留学でオプションになっているA型肝炎ワクチン（2回接種）を国産A型肝炎ワクチンと勘違いして1ヵ月間隔で接種：海外製品は6ヵ月間隔で40年以上有効な製品群しかない．国産のものの接種は，留学生の不利益にしかならない．
・破傷風トキソイド入りワクチン接種が3週間間隔で行われている：日本以外では4週間未満の間隔は4-days-grace-period（24日目以降の接種）以外は無効
・せっかく未承認ワクチンを取り扱っているのに結合型ではなくポリサッカライドの製品で髄膜炎菌が接種されている：有効性，有効年数の不利益
・筋注のほうが効果が高いのに，皮下接種になっている
・接種記録が英文ではない，接種日も日月年（アメリカ向けなら月日年）ではなく東洋記載法の年月日に，最悪の場合元号表記されてしまっている
・未承認ワクチンならよりよいアウトカムが期待できたのに，そうでないものを接種してしまっている
・年齢・基礎疾患を勘案すると，よりよい製品を選択すべきなのに残念な結果になっているうえ，本人は知らされていない
・髄膜炎菌ワクチンとHibワクチンを取り間違えている．また，髄膜炎菌ワクチンを知っていても，ACWYしか思いついていないのでB型罹患リスクを残してしまう
・海外で互換性のない，または，長期免疫のデータがない製品を使用してしまっている
・渡航リスク・コミュニケーション（蚊の習性・対策，狂犬病曝露後接種，有病時の初期対応法，手指衛生など）なしにワクチン接種だけしている
・安易な気持ちと不十分な準備で未承認ワクチンを輸入・取扱いしている

接種希望者の来院時に間に合わない事態になりかねない．また，接種料金を提示することや，事前告知した際に，為替変動や輸送費用の変動などにより大幅な利鞘減少を受ける可能性がある．

　輸入代行業者によっては取り扱い未承認ワクチンに「輸入ワクチン被害救済補償制度」や「期限切れ保障」などを準備しているが，前者は裁判にて「医師の無過失」認定があることを条件とされていることに注意されたい．また，この救済制度では，裁判にかかる費用と時間の面から，被害者をタイムリーに救うこともできないのである．さらに，事故などに遭遇した際は風評被害でその取り扱い医療機関の経営破綻はほぼ防ぎようがないと思われる．

　そのため，最低限，国際的コンセンサス，または添付文書に記載されていることは厳守しなければならない（たとえばTwinrix Adultの半量接種，部分量接種の合算で理屈上の整合性を保とうとするDPT部分量と破傷風トキソイド部分量の個別接種などは国際的に禁止されている）．

 未承認ワクチンで行ってはいけないこと

　未承認ワクチンで行ってはいけないことは，海外の添付文書外使用，もしくは，学術的にその製品の使用法について信憑性の高いステートメントが発表されていない使用法である．万が一，訴訟になったときに後ろ盾をすべて失うことになることを再認識しながら日々の診療にあたってほしい．

おわりに

　未承認ワクチンは軽率な気持ちで使用してはならず，流れ作業接種，または「ワクチンのみ外来」を前提としている医療機関には不向きな立場にある．リスク・コミュニケーションをしっかりとることはいうまでもないが，イレギュラーなスケジュールに対応したり，過去の接種歴を精読し，不要な接種を行ってはならない（例：B型肝炎3回完了者の30年後に再接種は基本不要など）．また，前述のとおり，日本での承認が期待され，需要がある製品であるからこそ，不測の事態を招いて「日本では承認されない」製品の取り扱いをしてはならない．しかし，細心の注意と管理のもと，渡航者に最大限の健康被害対策を提供できる渡航医学専門家であるからこそ，未承認ワクチンはなくてはならないツールの1つである．国際渡航医学会(ISTM)では認定医療職(Certificate in Travel Health®：CTH™)制度を設けている．その取得者，かつ，更新している医療職が未承認ワクチンにも比較的明るい傾向があるので，自身が取得するか，CTH取得医と連携するのがよいだろう（ちなみに，専門医制度は現時点では存在しないので「渡航医学会専門医」という表記をされている医療機関には注意されたい）．

参考文献

1) 近 利雄：未承認ワクチンとは. 治療, 95 (5)：1510-1513, 2013.
2) Public Health Agency of Canada：National Vaccine Storage and Handling Guidelines for Immunization Providers 2015. 59, 2015.

（近 利雄）

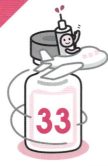

Ⅴ章 ● 海外渡航時のワクチン

狂犬病

定期/任意	生/不活化	回数
任意	不活化	3回

対象者	接種間隔
高リスク国（地域）への渡航者	ラビピュール（曝露前）：②は①の1週間後，③は①の3～4週間後 乾燥組織培養不活化狂犬病ワクチン®（曝露前）：②は①の4週間後，③は①の6～12ヵ月後

疾患について

1）原因となるウイルス：ラブドウイルス科リッサウイルス属に属する *Rabies virus* が原因の感染症である．

2）感染経路：狂犬病に感染した犬を含む哺乳動物の唾液中にウイルスが含まれ，その動物の咬傷による感染症が最も多く，一般的な感染経路である．

　特殊な感染経路は，傷のある皮膚を狂犬病動物になめられたり，霧状になった唾液を吸い込んだりして感染することもある．たとえば，多数のコウモリが生息する洞窟に入り経気道感染した例，実験室内で狂犬病に感染した動物の脳を粉砕中にエアロゾルを吸い込んだ例が報告されている．人から人への感染は臓器移植で報告されている[1]．

3）症状：潜伏期には体内に入った狂犬病ウイルスは筋肉細胞内で増殖し，神経筋接合部から神経細胞に侵入し上行する．この潜伏期間は症状がなく，1～3ヵ月間が多いが，1年以上となる場合もある．前駆期になると狂犬病ウイルスが脊髄に達して発熱，頭痛，筋肉痛，倦怠感といったかぜのような症状がみられる．一度治った咬傷部の疼痛，掻痒感，知覚異常も生じることがある．急性神経症状期になりウイルスが脳に達すると，異常行動，見当識障害，不安，幻覚，けいれん発作，麻痺などの神経症状をきたす．水を飲もうとしたり，風が当たると咽頭喉頭部に有痛性のけいれんを起こし，水を飲むのを嫌がったり恐水症（きょうすいしょう），光や風をなどあらゆる刺激に敏感になりそれを避けるようになる．延命処置をしなければ昏睡に陥って，間もなく呼吸停止して死亡する．

　いったん発症すると致死率はほぼ100%である．

4）診断：噛まれた既往歴があり，恐水症のような典型的な症状があれば臨床的な診断は可能

であるが，咬傷歴が不明のことも多く，臨床的診断は困難なことが多い．

　発症初期の患者からウイルスや抗体を検出することは困難で，狂犬病ウイルスが脳内で増殖し，全身に広がったのちにウイルス検査が陽性になる．検査はウイルス分離，ウイルス抗原検出，RT-PCRによる遺伝子検査，狂犬病抗体検出などがある．

接種状況と患者数

1）疫学：世界で毎年59,000人が狂犬病で亡くなっていると報告されている．アジアが59.6%，アフリカが36.4%を占めている[2]．

　狂犬病はほとんどすべての哺乳動物が罹患するため，ごく一部の島や半島を除いて，全世界で発生している（**図33-1**）[3]．伝搬する動物は，アジア，アフリカ，中南米では犬が多いが，北米ではアライグマ，キツネなどの野生動物，南北米大陸ではコウモリが多い．

　日本では1957年以降の国内での感染報告はないが，1970年に1例，2006年に2例の海外で感染して帰国した輸入例が報告されている．

　感染症法で4類感染症に分類されており，全数報告，ただちに届出が必要な疾患である．

2）治療：発病後の有効な治療法は確立されていない．WHOは患者の苦痛を和らげるために緩和療法を推奨している[1]．これまでに発病後に救命できた症例は，9例報告されている．2004年にアメリカで狂犬病ワクチンと抗狂犬病免疫グロブリン注射を受けずに強力な鎮静と人工呼吸器管理，抗ウイルス薬投与で救命した例が報告され，この治療法はミルウォーキー・プロトコルと呼ばれている[4]．しかし，この方法でも救命できない報告があり，治療

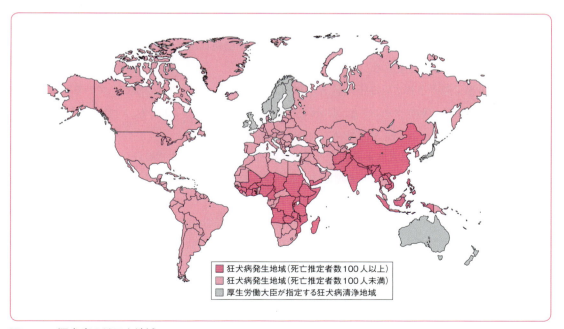

図33-1　狂犬病のリスク地域

（文献3）より作成）

V章 ● 海外渡航時のワクチン

表33-1 世界で主に使用されている人体用狂犬病ワクチン

	細 胞	商品名	生産国
組織培養ワクチン (cell culture vaccines：CCV)	ヒト2倍体細胞ワクチン (human diploid cell vaccine：HDCV)	Imovax® rabies	フランス
		Rabivax-S	インド
	精製ニワトリ胚細胞ワクチン (purified chick embryo cell vaccine：PCECV)	Rabipur・ラビピュール	インド・ドイツ
		乾燥組織培養不活化狂犬病ワクチン®	日本
		Vaxirab-N™	インド
		RabAvert®	ドイツ
	精製ベロ細胞ワクチン (purified Vero cell rabies vaccine：PVRV)	Verorab®	フランス
		SPEEDA™	中国
		Abhayrab®	インド
		Indirab™	インド

表33-2 代表的な接種間隔

	接種方法	間 隔
ラビピュール	曝露前	①〜②：7日，②〜③：21〜28日
	曝露後	受傷当日(接種部位を変えて，2箇所に1回ずつ，計2回)，7日，21日目(4回接種)
		受傷当日，3日，7日，14日，28日目(5回接種)
		受傷当日，3日，7日，14日，30日，90日目(6回接種)
乾燥組織培養不活化狂犬病ワクチン®	曝露前	①〜②：1ヵ月，②〜③：6〜12ヵ月
	曝露後	受傷当日，3日，7日，14日，30日，90日目(6回接種)

国内承認ワクチンのみ記載.

法としては確立されていない.

　狂犬病をもつ可能性のある動物に咬まれた場合，直ちに狂犬病ワクチン接種を開始することが，発症と死に対する唯一の有効な予防方法である(曝露後免疫).

3)予防法：予防方法はワクチン接種のみである．接種状況についてはよいエビデンスがないためここでは割愛とする.

　日本で認可されている狂犬病ワクチンは，KMバイオロジクスが製造している乾燥組織培養不活化狂犬病ワクチン®と，GSKのラビピュールがある(表33-1)．いずれも精製ニワトリ胚細胞ワクチン(PCECV)である(2019年9月現在).

4)曝露前免疫：狂犬病が常在する地域に旅行，出張，赴任する場合は，出国前に狂犬病ワクチン接種が必要である．実際には，旅行期間や旅行形態，本人の希望によって接種するかどうか，本人と相談して決める.

　曝露前免疫のワクチン接種スケジュールは冒頭の表を参照.

　なお，WHOは1ヵ月のなかで3回接種する方法のうち，初回から7日間をあけて2回接種するのみでも十分な予防効果が得られるとしているが，まだ広く知られていない[5].

5)曝露後免疫：動物に咬まれた後の処置方法は以下の通り.

①すぐに傷口を流水と石鹸で十二分に洗浄してウイルスを洗い流す

170

②消毒液で消毒する
③曝露前免疫をつけていない場合は，狂犬病免疫グロブリン(RIG)を咬傷部位に接種（1回のみ）
④曝露後投与のスケジュールに沿ってワクチン接種開始(図33-2)

・曝露前接種

(1) KMバイオロジクス社製狂犬病ワクチン

添付の溶剤(日本薬局方注射用水)の全量で溶解し，1回量を1.0mLとして，4週間隔で2回皮下に接種し，さらに1回目接種から6〜12ヵ月後に3回目を皮下に接種する．
渡航前に3回接種を完了する時間的余裕がなく，渡航先での接種完了が困難な場合は，2回だけでも接種しておくことが望まれる(3回接種が未完了の状態で動物に咬まれた場合は，規定回数の曝露後免疫が必要*)．

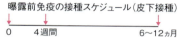
曝露前免疫の接種スケジュール(皮下接種)

(2) GSK社製狂犬病ワクチン

添付の溶剤(日本薬局方注射用水)の全量で溶解し，1.0mLを1回量として，適切な間隔をおいて3回筋肉内に接種する．

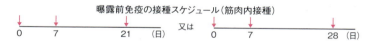
曝露前免疫の接種スケジュール(筋肉内接種)

・曝露後接種

(1) エッセン方式(5回筋肉内接種方式)：WHOの推奨標準方法

ワクチン(力価2.5IU以上)を，受傷当日(0日)，3，7，14，28日目(5回接種)する．破傷風予防のために破傷風トキソイドも接種する．この場合，破傷風の基礎免疫が済んでいる場合は0日のみ1回．基礎免疫がない場合は2日，28日，1年後の3回接種する(発症予防と基礎免疫をつけるため)．

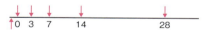

(2) タイ赤十字方式(皮内接種方式)

ワクチン0.1mLを受傷当日(0日)，3，7日は左右の腕に0.1mLずつ皮内注射し，28日，90日は片方の腕に皮内注射する方法．最近では改定法として，ワクチン0.1mLを受傷当日(0日)，3，7日は左右の腕に0.1mLずつ皮内注射し，28日にも左右の腕に皮内注射する方法もWHOで公認されている．

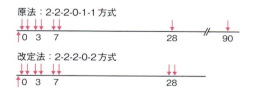

(3) ザグレブ方式(3回，4本筋肉内接種方式)

受傷当日(0日)に左右の上腕に筋注し，7日と21日に接種する．簡易法であり，WHO標準方法のエッセン法を推奨すべきである．

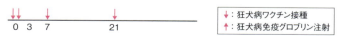

図33-2　曝露後接種の代表的な接種方式

*：日本の狂犬病ワクチン(KMバイオロジクス)：受傷当日(0日)，3日，7日，14日，30日，90日目の6回皮下接種する[6]．過去に曝露前もしくは曝露後接取を完了している人の曝露後接取は0，3日の2回接種．

V章 ● 海外渡航時のワクチン

　曝露後接種は，2018年にWHOからposition paperが出され，(1)エッセン法の5回目を14〜28日の間に1回とし，4回接種に変更．(2)タイ赤十字方式では改訂法の28日が省かれ，0，3，7日の3回接種に変更された[1]．しかし，この方法も渡航先によってはまだ広く知られていないため，注意が必要である．

　曝露前免疫を受けていれば，曝露後の狂犬病免疫グロブリン(rabies immune globulin：RIG)の投与は不要である．RIGは世界的に不足しており，日本では市販されていない．曝露後免疫の効果を確実にするために，狂犬病曝露前免疫を行っておくことが重要である．

6)安全性：現在使用されている狂犬病ワクチンは，局所の反応(発赤腫脹)がみられることがあるが，それ以外に副反応はみられない．

　今後，KMバイオロジクスのワクチンは減産の方針で，国内ではラビピュールが広く使用されるようになると思われる．

　多くの国が狂犬病の常在する地域であり，狂犬病は発症すればほぼ100％の死亡率である．日本には抗狂犬病免疫グロブリン(RIG)が製造も輸入もされていないため，WHOが推奨している曝露後発病予防が不十分である．そのため，出国前に狂犬病のリスクの説明とワクチン接種の必要性の検討，そして咬傷曝露時の対処方法について本人に伝えておくことが肝要である．

参考文献

1) World Health Organization：WHO Expert Consultation on Rabies third report. WHO Technical Report Series 1012, 39-47, 2018.
2) Hampson K, Coudeville L, Lembo T, et al：Estimating the global burden of endemic canine rabies. PLoS Negl Trop Dis, 9 (4)：e0003709, 2015.
3) 厚生労働省：狂犬病の発生状況.
https://www.mhlw.go.jp/bunya/kenkou/kekkaku-kansenshou10/pdf/03.pdf
4) Center for Disease Control and Prevention：Recovery of a Patient from Clinical Rabies --- Wisconsin, 2004. MMWR, 53 (50)：1171-1173, 2004.
5) World Health Organization：Weekly epidemiological record. 93 (16), 201-220, 2018.
6) KMバイオロジクス株式会社：乾燥組織培養不活化狂犬病ワクチン 添付文書.
http://www.kmbiologics.com/medical/pdf/vaccine/rabies_pi_1902_16.pdf

（中山久仁子）

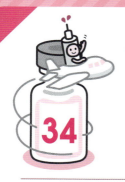

Ⅴ章 ● 海外渡航時のワクチン

34 ダニ媒介性脳炎

定期/任意	生/不活化	回　数
任　意	不活化	通常：基礎2回＋追加1回 緊急：基礎2～3回＋追加1回 （製品による）

対象者	接種間隔
高リスク国（地域）への渡航者 渡航期間に関係なく，リスク地域の流行時期におけるアウトドア活動，都市部の公園に行く可能性が考えられるひと	FSME-IMMUN®：②は①の1～3ヵ月（急速法：2週間），③は②の5～12ヵ月後 Encepur®：②は①の1～3ヵ月後（急速法：1週間），③は②の9～12ヵ月後（急速法：2週間，さらに④を③の9～12ヵ月後）（緊急法：②は①の7日後，③を②の2週間後，④を③の12～18ヵ月後）

● 疾患について

1）原因となるウイルス： フラビウイルス科（*Flaviviridae*）のダニ媒介性脳炎ウイルス（tick-borne encephalitis virus：TBEV）である．TBEVの近縁ウイルスにはオムスク出血熱ウイルス（Omsk hemorrhagic fever virus：OHFV），キャサヌル森林熱ウイルス（Kyasanur forest disease virus：KFDV），アルクルマウイルス（Alkhurma fever virus：ALKV）などがある．

2）感染経路： TBEV保有マダニ（*Ixodes ricinus, Ixodes ovatus*，ほか）による刺咬，または，同ウイルスに罹患した動物（ウシ，ヤギなどの）非加熱乳製品の経口摂取による．

3）感染環： 幼ダニ・若ダニは齧歯類などの小型哺乳類や鳥類から吸血しウイルスを獲得する．若ダニ・成ダニがヒトや家畜などの哺乳類を吸血する際に宿主動物はウイルスに感染し，一部が発症する．さらに，それらの家畜から得られた非加熱乳製品の経口摂取でも発症する．ウイルスは経卵巣伝達もするのでダニの垂直感染がある．

4）疫学： 年間約12,000程の症例が報告されているが，実際の罹患者数を大幅に下回っていると考えられている[1]．現在，最もリスクの高い地域はバルト3国と周辺のロシア領で，住民の罹患リスクは最大10.40（対10万人）となっている．

ダニ媒介性脳炎は北東フランスから日本の北海道に伸びる非熱帯性のユーラシア森林帯の南部を覆う地域で発症する（**図34-1**）[2]．

以前は標高1,500m程までの限られた地域での発生であったが，現在は温暖化など環境の

V章 ● 海外渡航時のワクチン

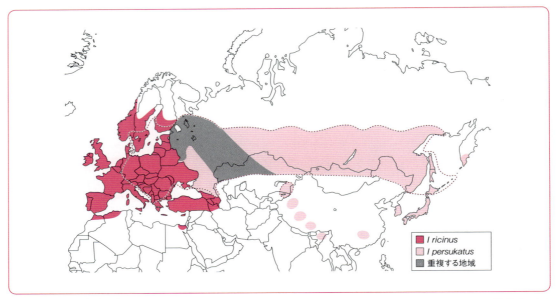

図34-1　ダニ媒介性脳炎のリスク地域
(文献2)より)

変化などにより従来は報告されていなかったスイスやスカンジナビアなどからの報告がある．
　ウイルスは3種類のウイルス亜型に分類される．

> ①欧州型：ヨーロッパの西部，北部，中部，東部
> ②シベリア型：ロシア連邦全域とアジア
> ③極東型：ロシア連邦の東部や中国，日本

　バルト3国を中心とする地域では3種類とも確認されている．
　欧州型，シベリア型，極東型のうち，極東型がもっとも致死率が高く，それぞれ1〜2％，6〜8％，20％以上である．
　渡航者における西欧型ウイルス発病率は77,000〜20万人に1人と推定される[3]．日本脳炎の発病率は40〜100万人に1人と推定され[4,5]，腸チフスのそれは，高リスク地域である南アジアで3,000人に1人，それ以外の地域で5万人に1人と推定される[6]．すなわち，ダニ媒介脳炎の発病率は日本脳炎よりは高いが，腸チフスよりは低いと考えられる．
　日本では北海道で1993年に1例，2016〜2019年に4例，計5例のTBEの報告がある．北海道内外に生息する野生動物の血清疫学調査では，TBEVあるいはその近縁のダニ媒介フラビウイルスが国内の広い範囲に分布していることが示唆されており[7〜9]，北海道に限らず注意が必要である．TBEVが少なくとも北海道の広い範囲に分布している以上，この26年間で5名しか感染者が存在しないとは考えられず，無症状感染者や軽症患者・脳炎患者のなかでも診断がつかずにいた感染者は少なからずいたと推定される[9,10]．

予防には，予防接種に加えダニに刺咬されないための一般的な予防策(服装，忌避剤の利用など)を講じることが重要であり，より一層の住民への注意喚起や啓発の強化が求められる．

接種状況と患者数

1)接種状況：FSME-IMMUN®は，オーストリアの定期接種スケジュールで，人口の88%がワクチン接種歴を有し，58%が定期的に追加接種を実施している．定期的に予防接種を受けた人の有効性は予防効果は96〜99%であった．オーストリアでは，2000年から2006年の間に約2800例のTBEがワクチン接種によって予防されたと推定されている[11]．

　日本での接種状況は，国内のトラベルクリニックでダニ媒介性脳炎ワクチンを，2009年に35本，2010年に42本使用したとの報告がある[12]．

2)症状：平均7〜14日(2〜28日)の潜伏期間の後，倦怠感，頭痛，食欲不振，筋肉痛などの非特異的症状ならびに38℃以上の高熱を呈することが多い．約30%の症例で，1〜20日後くらい後から第2相に入り，40℃以上の高熱と髄膜炎，脳炎，脊髄炎，神経根炎などの中枢神経症状を呈することがある．極東型では2相性の病態を示さないと言われている．

　致死率は，極東型は20%以上，シベリア型は6〜8%，欧州型は1〜2%であり，極東型のほうが欧州型よりも重篤で，シベリア型はその中間である．致命的な出血熱は極東型に関連しており，6ヵ月以上に及ぶ進行の遅い慢性疾患の症例はシベリア型で報告されている．西欧型生残者の10〜20%，極東型生残者の30〜40%では神経学的後遺症を残す．

3)診断：発症初期や急性期では血液PCR，特異的IgM抗体の検出．第2相では髄液PCR，血清ELISA，NT，HI法などで診断する．剖検例では脳からのウイルス分離である．

　黄熱病や日本脳炎の予防接種などのほかのフラビウイルスの曝露が先行する場合，ウイルス特異性免疫グロブリンGテストで抗体の交差反応による偽陽性が出ることがあり，NTが抗体の決定に必要となる．

4)届出：感染症法で全数報告対象(4類感染症)にて，全例ただちに医師による届出の義務がある．

5)治療：特異的な治療はない．

ワクチンの種類

　現在使用されている副作用が少なく品質の確かな不活化ワクチンは4種類ある(オーストリア製1種，ドイツ製1種，ロシア製2種)(**表34-1**)．中国製のPrimary Hamster Kidney(PHK)細胞培養不活化ワクチン(森張株)もあるが，セロコンバージョン率が86.4%と低く，英文誌への投稿もないため詳細不明である．

V章 ● 海外渡航時のワクチン

表34-1 TBEワクチンの種類

製品名	製造国	接種経路	接種回数	有効時期	有効年数	備　考
FSME-IMMUN®	オーストリア	筋注	3回	2回接種後	3年	追加接種（ブースター）を1回行うことにより，さらに5年間の効果延長．60歳以上は3年間
Encepur®	ドイツ		3回	2回接種後	3年	
TBE-Moscow®	ロシア		両者とも3回		3年	3回終了後，3年間隔にて追加接種推奨
EnceVir®	ロシア				2年	

● 接種対象者

> ①ダニ媒介脳炎ウイルスが伝染している地域の住民全員
>
> 　オーストリア，ラトビア，フィンランドのオーランド諸島住民に定期接種が行われている．また，スロベニアの流行地域で外出が多い人に対しての定期接種もある．一方，チェコ共和国では推奨されているが政府からの助成金はない（2019年9月現在）．
>
> ②発生地域に業務上行かなければならない人．たとえば，農園・森林管理者，森林・環境調査団，軍人・傭兵，政府・国際団体などでそれらの地域に赴く人．
>
> ③春から秋にかけての季節に発生地域に旅行する人．とくに，キャンプ，ハイキング・トレッキング，スカウトなどの屋外での活動の予定のある人．

1)ワクチンの有効期間：FSME-IMMUN®とEncepur®の2製品については，60歳未満の者については，基礎免疫獲得後，通算3回目となる追加接種後3年間有効．次の追加接種ごとに5年間有効となる[13]．

　60歳以上では効果は追加接種後，常に3年間延長となる（60歳未満で接種開始していた場合，60歳を超えると3年間延長までに短縮する）．

　ロシア2製品は通算3回，接種後3年ごとの追加接種が必要である．

2)安全性：2001年以降に上市されている西欧2製品はおおむね局所反応，もしくは軽度～中等度の発熱のみで，致命的なものは報告されていない．また，ほかのワクチンとの同時接種で注意を要するものもない．ロシア2製品もともに成人において問題となる重篤な副反応の報告はないが，2010～2011年に小児被接種者のうち19％で高熱とアレルギー反応が報告されたため現時点でも3～17歳への接種は見合わされていると同時に原因究明が行われている．

3)交差反応：西欧2製品接種はシベリア型，極東型の感染にも有効であるといわれている[14, 15]．

4)国内：日本国内では未承認ワクチンであるため，輸入している一部の医療機関のみでの扱いとなる．

おわりに

　TBEワクチンは国内で承認されていないため，国内の渡航情報に含まれていないことがあり，接種を検討されるべき渡航者が，検討や接種されないまま，渡航することがある．TBEワクチンは一部の医療機関が輸入ワクチンで対応しており，厚生労働省検疫所のウェブサイト「FORTH」で，接種可能な医療機関を検索することができる．図34-1の地図の地域へ渡航する際には，接種を検討することが望ましい．

参考文献

1) World Health Organization：WER, 86 (24)：241-256, 2011.
2) Lindquist L, Vapalahti O：Tick-borne encephalitis. Lancee, 371 (9627)：1861-1871, 2008.
3) Steffen R：Epidemiology of tick-borne encephalitis (TBE) in international travelers to Western/Central Europe and conclusions on vaccination recommendations. Journal of Travel Medicine, 23 (4) taw018, 2016.
4) Buhl MR, Lindquist L：Japanese encephalitis in travelers：review of cases and seasonal risk. J Travel Med, 16 (3)：217-219, 2009.
5) Pavli A, Maltezou HC：Travel-acquired Japanese encephalitis and vaccination considerations. J Infect Dev Ctries, 9(9)：917-924, 2015.
6) Greenaway CA, Schofield S, Henteleff A, et al：Summary of the Statement on international travellers and typhoid by the Committee to Advise on Tropical Medicine and Travel (CATMAT). Can Commun Dis Rep, 40 (4)：60-70, 2014.
7) Takeda T：Isolation of tick-borne enxephalitis virus from Ixodes ovatus (Acari：Ixodidae) in Japan. J Med Entomol, 35：227-231, 1998.
8) Takeda T, Ito T, Osada M, et al：Isolation of tick-borne encephalitis, virus from wild rodents and a seroepizootiologic survey in Hokkaido, Japan. Am J Trop Med Hyg 60 (2)：287-291, 1999.
9) 好井健太朗，田島康敬，坂東慶介，ほか：2016年に北海道で発生したダニ媒介性脳炎症例. IASR 38：126, 2017.
10) Yoshii K, Mottate K, Omori-Urabe Y, et al：The Journal of Veterinary Medical Science/the Japanese Society of Veterinary Science, 73 (3)：409-412, 2011.
11) Heinz FX, Holzmann H, Essl A, et al：Field effectiveness of vaccination against tick-borne encephalitis. Vaccine, 25 (43)：7559-7567, 2007.
12) 田淵幸一郎，中谷逸作，三島伸介，他：四ツ橋AYクリニックのトラベルワクチン接種状況. 日本渡航医学会誌, 4 (1)：10-12, 2010.
13) World Health Organization：WHO strategic advisory group of experts on immunization.
14) Leonova GN, Pavlenko EV：Characterization of neutralizing antibodies to Far Eastern of tick-borne encephalitis virus subtype and the antibody avidity for four tick-borne encephalitis vaccine in human. Vaccine, 27 (21)：2899-2904, 2009.
15) Orlinger KK, Hofmeister Y, Fritz R, et al：A tick-borne encephalitis virus vaccine based on the European prototype strain induces broadly reactive cross-neutralizing antibodies in humans., J of Infectious Diseases, 203 (11)：1556-1564, 2011.

（近 利雄，中山久仁子）

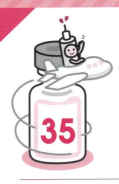

V章 ● 海外渡航時のワクチン

35 腸チフス

定期/任意	生/不活化	回数
任意	生/不活化	1回(不活化) 3〜4回(生)

対象者	接種間隔
高リスク国(地域)への渡航者	不活化：1回のみ 弱毒性：1日おきに3〜4回，1回に1カプセルずつ内服

疾患について

1) 原因病原体：*Salmonella enterica* subspecies *enterica* serovar Typhi が原因の全身性感染症である．

なお，アジア各地では臨床的に腸チフスとは判別しにくいパラチフス感染症もみられるがここで紹介するワクチンはパラチフス感染症予防には用いない．

2) 感染経路：汚染された水や食物による経口感染．不顕性感染や慢性感染の患者からの感染が問題となる．ことさら手指衛生・食品衛生の徹底的な管理が重要となる．

3) 疫学：世界における年間感染者数はおよそ1,100〜2,100万人で死者数は12.8〜16.1万人とWHOは報告している[1]．そのほとんどは南・東南アジアとサハラ以南のアフリカ大陸で，オセアニア各地でも大規模な流行がみられる．リスク地域は図35-1に示す(時事的に変化する)．とくに南アジアでは他地域よりもリスクが高い．

また，2006年からバングラデシュ，2007年からインド，ネパールで多剤耐性腸チフスが流行している．

4) 症状：平均7〜14日間(3〜60日間)の潜伏期間の後，さまざまな重症度の症状を呈する．重症度の高いものには高熱，食欲不振，全身倦怠感，頭痛などが現れることがあり，2週間以上遷延する症例では腸管出血，腸管穿孔，脳症などの合併症を伴うこともある．比較的徐脈，バラ疹，脾腫などは全症例数の半数以下でしかみられない．胆のう粘膜への感染や無症候性感染ではしばしば慢性キャリア化しリザーバーとなる．

5) 診断：腸チフス以外の熱性疾患がみられる地域では臨床的に腸チフスを診断することは困難である．血液培養での診断は量依存であることからも菌検出率は低い．骨髄培養は比較的

35　腸チフス

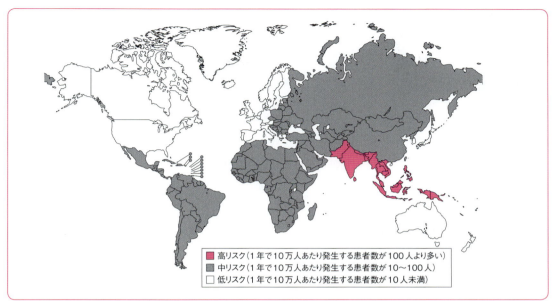

■ 高リスク（1年で10万人あたり発生する患者数が100人より多い）
■ 中リスク（1年で10万人あたり発生する患者数が10〜100人）
□ 低リスク（1年で10万人あたり発生する患者数が10人未満）

図35-1　腸チフスのリスク地域

検出感度が高い（菌検出率　血液培養：40〜80％，便培養：30〜65％）．疑わしい場合は，培養検査を繰り返す必要がある．骨髄培養は侵襲を伴うが，比較的検出感度が高い（菌検出率：80〜90％）．近年は多剤耐性菌の拡がりのため感受性試験も行うことが望ましい．なお，日本ではWidal反応は試薬も流通しなくなり，利用されることはほとんどない．

6）届出：感染症法で全数報告対象（3類感染症）であり，診断したら直ちに届け出る必要がある．

7）学校：学校保健法第3種感染症にて，感染のおそれがないと認めるまで出席停止とされている．

● 接種状況と患者数

1）接種状況：国産ワクチンがなく多くの日本人渡航者は接種しないため欧米渡航者よりも罹患リスクが高いと報告されている[2,3]．腸チフス予防の重要性をトラベルクリニックで知っても，接種費用が会社負担であることが接種状況と相関する[4]．感染地域に行く場合は会社負担かにかかわらず接種が推奨されている．

国内：未承認ワクチンにてリスク地域への渡航者などへの任意接種である．なお，1970年初頭までは腸チフス・パラチフス混合ワクチンが日本国内でも使用されていたが国内症例数の減少と国内製品の副反応のため中止された（海外製品と異なる）．
海外：小児における定期接種はキューバなどで実施されている．その他の国では流行発生時，徴兵時などに接種されるが，一般的には流行地域への渡航者に対しての接種が主体である．

V章 ● 海外渡航時のワクチン

表35-1　腸チフスワクチンの種類と特徴

製品名	分 類	抗 原	接種経路	接種回数	効果発現時期	有効年数	備 考
Vivotif®	弱毒生	Ty21a	経 口	隔日3〜4回	最終投与から7〜10日	5年	6歳以上 要冷蔵 服用は37℃未満の水分で食後2時間以降かつ次の食事1時間前
TYPHERIX® Typhim Vi®	不活化ポリサッカライド	Vi	筋 注	1回	接種後2週間後	2年	2歳以上
Typbar®						2年	
Typbar-TCV®	不活化コンジュゲート			1回		3年以上	生後6か月以上45歳以下
Vivaxim® Viatim®	不活化コンジュゲート（＋A型肝炎混合）	腸チフス：Vi＋A型肝炎		対腸チフス1回対A型肝炎は右記	腸チフス：接種後2週間	腸チフス2年A型肝炎は6〜12ヶ月後に欧米単体製品1回追加	16歳以上
Hepatyrix®							15歳以上

2）医学的・公衆衛生的な問題： 日本の腸チフス症例は年間約50例前後を推移して，その多くは輸入症例である．しかし，不顕性感染や慢性キャリアなどの国内持ち帰りによる国内感染例もある．慢性キャリアは地域内・コミュニティー内の感染源になる．とりわけ乳幼児が重症化しやすい傾向にあるため，リスク地域におけるこの年齢層へのワクチン接種は重要であり，また，乳幼児が身近にいるリスク地域への渡航者は持ち帰り感染を起こさないためにも接種を検討する（表35-1）．

3）効果と追加接種： 経口弱毒化生ワクチンもVi不活化ポリサッカライドワクチンもそれぞれ接種者の50〜80％に予防効果が認められる[5]．Ty21a，Viポリサッカライド製品のブースター効果は報告されず，該当年数経過後は再接種となる．なお，ポリサッカライド製品は反復接種により同ワクチンに対する免疫応答が減少すると報告されているが[6]，Viポリサッカライド製品においてこの減少は確認されていない[7]

4）注意： Vivotif®は免疫不全者には接種禁忌．サルモネラ菌に対して有効な抗菌薬との同時接種も不可である．抗菌薬との接種間隔はそれぞれ3日以上空けること．アジスロマイシンではさらに長く空ける．Vivotif®を接種した後，抗マラリア薬のプログアニルは10日以上空けてから開始可能である．マラロン®は同時内服可能である．

　腸チフスワクチンは国内で承認されていないため，国内の渡航情報に含まれていないことがあり接種を検討されないまま，流行国へ渡航することがある．腸チフスワクチンは一部の医療機関が輸入ワクチンで対応しており，厚生労働省検疫所のウェブサイト「FORTH」で接種可能な医療機関を検索することができる．

参考文献

1) World Health Organization：WER93 (13)：153-172, 2018.
2) Basnyat B, Pokhrel G, Cohen Y：The Japanese need travel vaccinations. J Travel Med, 7 (1)：37, 2000.
3) Thapa R, Banskota N, Pokharel J, et al：Another typhoid patient from Japan. J Travel Med, 17 (3)：199-200, 2010.
4) Yaita K, Yahara K, Hamada N, et al：Typhoid Vaccination among Japanese Travelers to South Asia and the Factors Associated with Compliance. Intern Med, 57 (8)：1071-1074, 2018.
5) Centers for Disease Control and Prevention：Traveler's Health 2018 Yellow Book. chapter 3, Typhoid & Paratyphoid Fever.
6) O'Brien KL, Hochman M, Goldblatt D：Combined schedules of pneumococcal conjugate and polysaccharide vaccines：is hyporesponsiveness an issue? Lancet Infect Dis, 7 (9)：597-606, 2007.
7) Roggelin L, Vinnemeier C, Fischer-Herr J, et al：Serological response following re-vaccination with Salmonella typhiVi-capsular polysaccharide vaccines in healthy adult travelers. Vaccine, 33 (33)：4141-4145, 2015.

（近 利雄，中山久仁子）

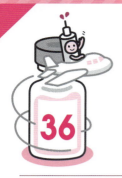

Ⅴ章 ● 海外渡航時のワクチン

36 コレラ

定期/任意	生/不活化	回　　数
任　意	生/不活化	1〜3回（製品と年齢による）

対象者	接種間隔
高リスク国（地域）への渡航者	Dukoral®：1〜6週間隔 Shanchol®/Euvichol®/mORCVAX：2週間隔

疾患について

1）原因病原体：*Vibrio cholerae* のうち，コレラ毒素（cholera toxin：CT）産生性のO1血清群とO139血清群によるものである．

2）感染経路：汚染された水や食品の摂取による経口感染である．温暖な海水中，甲殻類や魚介類の表面や動物性プランクトンなどに付着し，増殖する．

3）疫学：近代におけるパンデミックは1817年以降6回，古典型（アジア型）コレラが寄与して発生しているが，1961年から始まり現在も続いている7回目のパンデミックはエルトール（El Tor）型となっている．1992年からは*V.cholerae* O139 Bengalがインドとバングラデシュを中心に広がりをみせている．現在，流行可能地域では13億人がコレラ感染のリスクに曝され，年間患者総数はおよそ300万人（130〜400万人），死者9.5万人（2.1〜14.3万人）と推定されるが，過小推定ともいわれる．その理由として，確定診断ができる施設に欠けている地域，疾患サーベイランスと報告の不備，コレラ流行と発信された場合の負の経済効果や観光客減少を懸念した隠蔽などがあげられる．WHOの報告する2000〜2016年のコレラ流行地域は**図36-1**[1]に示すとおりである．

1人の発症例とローカル感染が確認されるとアウトブレイクとされ，コレラ・アウトブレイクとコレラ・エピデミックは同義語と認識される．ハイチの流行における再生係数（R_0）は1.06〜2.63であったがワクチン接種群では$R_0<1$であった[2]．

4）症状：感染者の約1〜25％のみが症状を呈する．1日以内〜5日間の潜伏期間の後，米のとぎ汁様の下痢と嘔吐にて急速な脱水状態とそれに起因する腎不全，ショック，低カリウム血症，肺浮腫などで死に至ることもある．本感染症の重症度は感染菌数と相関し，妊娠，低栄養，免疫不全，低胃酸状態（制酸剤投与含む），そしてO型の血液型で重症化しやすい．

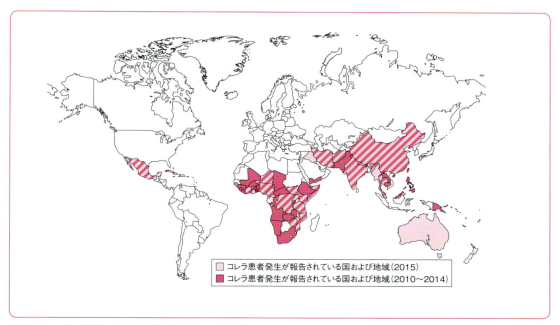

図36-1 コレラリスクのある国(2010〜2015) (文献1)より作成)

5)**診断**：感染後1〜10日の便中のELISA法などの免疫学的診断，コレラ毒素遺伝子検出にはPCR法などを用いる．培養同定はアウトブレイクの確定に必要だが，迅速診断キットが遠隔地では有用である．

6)**届出**：感染症法で全数報告対象(3類感染症)であり，診断したらただちに届出を行う．

7)**学校**：学校保健法第3種感染症にて，感染のおそれがないと認めるまで出席停止とされている．

接種状況と患者数

1)**接種状況**：国内では非経口不活化ワクチン(NIH35 A3(稲葉)とNHIH41(小川))が使用されていたが，2008年以降製造販売されていない．海外では不活化数製品と弱毒生1製品，いずれも経口ワクチンとして存在する．非経口不活化ワクチンよりも有効性と有効期間が長いものがほとんどである(表36-1)．

Dukoral®に関してはコレラに対する防御効果は約85％である．また，腸管毒素原性大腸菌感染症(ETEC)感染予防に対しても有効である．

2)**医学的・公衆衛生的な問題**：国内の症例のほとんどは輸入感染症で，そのほとんどがO1血清群によるものである．国内における二次感染例と思われるものはほとんどない．2007年5月までは検疫所で検便が実施されていたこともあり，同年6月以降の国内報告数の減少の一因とも考えられる．邦人の感染国別ではフィリピンとインドが比較的多い．

Ⅴ章 ● 海外渡航時のワクチン

表36-1　コレラワクチン各種の詳細

製品名	分類・剤型	抗原	内容	接種回数	接種間隔	有効期間
Dukoral®	経口不活化（液体）	WC-rBS	O1 (classical and El Tor—Inaba and Ogawa), toxin B-subunit	6歳以上2回 2〜5歳3回	1〜6週間隔	コレラ2年 ETEC* 3〜6ヵ月 5歳以下はいずれも 6ヵ月以下
Shanchol® Euvichol® Euvichol-Plus® mORCVAX	経口不活化（液体）	WC	O1 (classical and El Tor, Inaba and Ogawa), O139	1歳以上2回	2週間隔	2年
Vaxchora®	経口弱毒生（液体）	CVD 103-HgR	O1（CVD 103-HgR)	18〜64歳，1回	—	3〜6ヵ月

＊ ETEC：EnteroToxic *E.coli*

3)安全性：WC-rBS，WCともに重篤な副反応は報告されていない．

4)互換性：各製品間の互換性は確認されていない．

5)接種上の注意（Dukoral®）

- 冷蔵保存（2〜8℃，凍結を避ける）
- ワクチン内服前後1時間は絶飲食
- ワクチンを溶液に混ぜてから2時間以内に飲み終わること

　コレラが流行している地域への渡航に対しては，経口コレラワクチン接種を検討する．コレラワクチンは国内で承認されていないため，国内の渡航情報に含まれていないことがあり，接種を検討されるべき渡航者が，検討されないまま渡航することがある．コレラワクチンは一部の医療機関が輸入ワクチンで対応しており，厚生労働省検疫所のウェブサイト「FORTH」で，接種可能な医療機関を検索することができる．

●● 参考文献 ────

1) World Health Organization：Area saffected by cholera epidemics. 2016. https://www.who.int/gho/epidemic_diseases/cholera/epidemics/en/
2) Mukandavire, Z, Smith DL, Glenn Morris Jr J：Cholera in Haiti：Reproductive numbers and vaccination coverage estimates, Scientific Reports volume 3, Article number：997, 2013.

（近 利雄，中山久仁子）

V章 ● 海外渡航時のワクチン

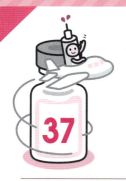

37 黄　熱

定期/任意	生/不活化	回数
任　意	生	1回

対象者	接種間隔
黄熱流行地に渡航するひと 黄熱予防接種国際証明書（イエローカード）を要求される旅程で渡航するひと	—

● 疾患について

　黄熱(yellow fever)はアフリカ大陸および南アメリカ大陸の赤道〜南北緯15度の熱帯地域に浸淫する感染症である．ほかの大陸や大洋州などには常在しない．詳細な流行地域，すなわち黄熱ワクチンの接種推奨地域は，以下の世界保健機関WHOのサイトで常に更新されている．

> WHO　Yellow fever: maps and graphics
> https://www.who.int/emergencies/yellow-fever/maps/en/

　呼称は「黄熱」であり，黄熱病とは呼ばない．
　病原体はフラビウイルス科の黄熱ウイルスで，ヒトには蚊の媒介によってのみ感染する．熱帯の森林に生息するサルなどの霊長類にも感染する人獣共通感染症であり，森林内のみに生息する媒介蚊によって霊長類間で循環する森林サイクル(sylvatic cycle)，そこで感染したヒトが都市などの生活域に移動してヒト間で循環する都市サイクル(urban cycle)の，大きく2種類の伝播形態がある．
　都市サイクルで媒介するのがネッタイシマカ(*Aedes aegypti*)である．この蚊はヒトの生活域のごく近傍に生息する．非常にコモンな存在であり，デング熱やチクングニア熱も媒介する．ネッタイシマカは黄熱流行地域に限らず，アジアや大洋州など熱帯・亜熱帯に広く分布するため，黄熱ウイルスがヒトによって同蚊の生息地域に運ばれると，浸淫地が拡大するおそれがある．
　患者は蚊刺からおよそ3〜6日の潜伏期を経て，突然の高熱，筋肉痛，関節痛，頭痛，嘔

185

吐などで発症する．多くはそのまま self-limited に経過し，数日で自然快復して終生免疫を得る．また不顕性感染も多い．

しかし，発症者の15％程度は半日〜1日程度の短い寛解期を経た後に重症化し，再度の高熱，肝障害に伴う黄疸，腎不全，血小板減少による粘膜出血などをきたす．すなわちウイルス性出血熱の1つであり，重症化で出現する黄疸が病名のyellowの由来である．さらに多臓器不全からショックに陥り，重症化患者の半数近くが7〜10日で死の転帰を辿る．特異的な抗ウイルス療法はなく，対症療法のみである．

初期症状は，黄熱流行地域に同じく常在するマラリア，デング熱，腸チフス，急性肝炎などと鑑別困難であり，初期に黄熱と確定診断されるケースは少ない．黄熱サーベイランスでの症例定義は「初発から2週間以内に黄疸を生じた急性熱性疾患」を疑い例とすることをWHOは推奨している[1]．したがって各国でのサーベイランス報告数は基本的に重症例のみと解釈できる．また診断はPCR法による血中ウイルスゲノムの検出，特異抗体の検出，ウイルス分離法などによるため，医療資源が乏しい流行地では確定診断が困難なこともある．

接種状況と患者数

前述の通り症例定義や医療資源の問題から，軽症者も含めた確定的な患者総数を把握することは困難である．WHOの試算では，2013年のアフリカ大陸において，黄熱による重症患者が84,000〜170,000人，死亡者が29,000〜60,000発生したとされる[2]．

日本では第二次大戦後以降，1例も輸入例は発生していない．かつて野口英世博士は，当時未解明であった黄熱の病原体の特定を試みて英領ゴールドコースト（現・ガーナ共和国）に単身渡り，1928年に現地で黄熱によって落命している．

日本在住者で接種を必要とするのは，黄熱流行地への渡航者または後述のイエローカードを必要とする旅程での渡航者のみである．

黄熱予防接種の実施機関

日本では黄熱予防接種は一部の検疫所，また東京都内3ヵ所と大阪府内1ヵ所の医療機関でしか実施していない（2019年10月現在）．どの接種機関も完全予約制で行っており，早期に予約が埋まる傾向にある．イエローカード取得が必須となる旅程の場合は，接種が間に合わなければ渡航中止すら起こりうるため，ほかの渡航ワクチンの接種計画に事前に組み込んで，適切な時期に黄熱予防接種を完了する必要がある．

接種機関一覧については厚生労働省検疫所による情報サイトFORTHを参照いただきたい．

> FORTH　黄熱について
> https://www.forth.go.jp/useful/yellowfever.html

37 黄熱

表37-1 国ごとのイエローカード要求の有無と黄熱浸淫の有無の関係

証明書要求の有無 ＼ 浸淫の有無	黄熱浸淫国である	黄熱浸淫国ではない
全来航者に要求する	アンゴラ，ガーナ，マリ，フランス領ギニアなど	（なし）
浸淫国からの来航者にのみ要求する*1	エチオピア，ケニア，セネガル，パナマ，ボリビアなど	インド，オーストラリア，シンガポール，タイなど
要求しない	アルゼンチン，ブラジル，ペルー	日本，アメリカ合衆国，EU 各国など

＊1：浸淫国での滞在時間によって国ごとに要求の条件が異なる．

黄熱予防接種国際証明書（通称イエローカード）および禁忌証明書

　アフリカと南米の一部地域に限局している黄熱がほかのネッタイシマカ生息域に拡大することを防ぐため，WHO ルールに基づいて加盟各国が来航者に黄熱予防接種を要求している．来航者は黄熱予防接種済みであることを証明するため，WHO 承認の黄熱ワクチンを扱う医療機関などにおいて接種と同時に公印入り証明書の交付を受け，要求国での入国審査時に証明書を呈示する必要がある．これが黄熱予防接種国際証明書であり，WHO が示したサンプルが黄色であることから通称イエローカードと呼ばれている（通称は黄熱の病名とは関係ない）．

　要求国のルールなどは複雑であり，概要は**表37-1**のとおりである．

　要求国および要求状況の一覧は WHO が都度改訂して以下の URL（PDF）で公開しており，国ごとの詳細はこれを厳格に参照する必要がある．

> WHO　INTERNATIONAL TRAVEL AND HEALTH - List of countries, territories, and areas
> https://www.who.int/ith/ith-country-list.pdf

　また，国ごとの急な方針変更も時にあり，リストにも反映が間に合わないことがあるため，現地の在外日本公館からの最新情報を確認すると共に，当該国の在日本大使館に問い合わせるなどの工夫も必要である．

　なお，後述する禁忌などの理由で接種できない場合には，担当医が作成交付した禁忌理由書を呈示することで入国の便宜を図るよう WHO ルールで定められている．禁忌理由書の書式などの詳細は，黄熱予防接種を実施する検疫所などにお問い合わせいただくとよい．

黄熱ワクチンの効果

　黄熱ワクチンは弱毒ウイルス株17D またはその派生株から生成される生ワクチンである．イエローカード交付には WHO が承認した黄熱ワクチンを使用することが必須である．

187

WHO承認ワクチンは1回の接種で接種1ヵ月後までに90〜99％の被接種者で中和抗体が陽転化する[3〜5]．WHOルールではイエローカードは接種10日後から有効になる．

1930年代から導入されている歴史の古いワクチンであるため，黄熱発症阻止をprimary endpointとした質の高い介入試験は，少なくとも論文化されたものはない．ただし，導入後今日までに累計で数億人以上の接種実績があるのに対し，接種後に黄熱に感染した症例は10例が報告されているのみであり[6]，臨床上の効果は確かといえる．

イエローカードはかつて有効期限が10年とされ，それ以降の渡航では再接種が要求された．しかし種々の研究により黄熱ワクチンによる免疫は実質的に生涯にわたり保持されるとされ[7]，WHOは2016年にイエローカードを生涯有効とする方針に切り替えた．

黄熱ワクチンの副反応

ワクチン全般に共通する，発熱，倦怠感，筋肉痛，接種部位の腫脹疼痛などが，接種後数日以内に起こりうる．いずれも自然快復し，総計で10％程度の頻度である．

アナフィラキシーショックは10万対1.3〜1.8とごく低頻度だが，40歳未満で2.3〜2.6に上昇する[8, 9]．とくに鶏卵アレルギー者で注意が必要である（後述）．

黄熱ワクチン特有の重篤副反応として，内臓向性疾患（YEL-AVD）と神経向性疾患（YEL-AND）がある．いずれも弱毒ウイルス株による黄熱様の症候群であり，とくに前者は致死率50％超と極めて重篤である．発生頻度は前者で10万対0.3〜0.4，後者で同0.8とごく低頻度だが，60歳以上でそれぞれ10万対1.2〜2.2，2.2〜2.5と上昇するため[8, 9]，高齢者の接種では十分な説明と同意が求められる．

黄熱ワクチンの禁忌と注意

ワクチン全般に共通する禁忌・注意のほかに，黄熱ワクチンは製造過程で鶏卵を使用していることから，鶏卵アレルギー者は接種要注意である．鶏卵アナフィラキシーの場合は接種見合わせも検討する．

生後9か月から接種可能であるが，流行地でのアウトブレイクコントロールの際には生後6か月以降も接種対象とすることがある．6か月未満児はワクチン由来の脳炎のリスクが上がることから絶対禁忌である．

接種可能年齢の上限はないが，前述のとおり60歳以上ではリスクとメリットを考慮して接種可否を検討する必要がある．

授乳婦に接種したところ，授乳されていた新生児のうち生後5週以内の3例が脳炎を生じたことがあり，いずれも髄液からワクチン株ウイルス17Dが検出された[10]．そのため，国際的には児の月齢を問わず授乳婦には接種禁忌とされている．授乳再開についても科学的に確立された期間はない．日本で授乳婦が接種を検討する場合は，実施する検疫所などにご相

談いただきたい.

　また，生ワクチンであるため妊婦は接種禁忌である.

　ただし授乳婦でも妊婦でも，乳児と同様に，流行地でのアウトブレイクコントロールの際には接種対象とすることがある.　実際に接種を受けた妊婦からの出生児で，とくにワクチン由来と思われる先天異常などはこれまでに報告がない.

　その他，黄熱ワクチンに特有の禁忌として，重症筋無力症などの胸腺疾患や手術などによる無胸腺状態があげられる.　過去に報告された黄熱ワクチンによる内臓向性障害発症者の一部に胸腺疾患患者が複数いたこと，また胸腺機能と17D株の理論的な相互作用から，胸腺疾患などでは黄熱ワクチンは絶対禁忌である[11].

　さらに，多発性硬化症患者に黄熱ワクチンを接種すると，非接種時に比べて原病が接種後8週以内に有意に悪化することがわかっており，一部の症例では接種1年後にも原病悪化が継続していた[12].　ワクチン副反応が増加するわけではないが，原病悪化を避ける意味で，多発性硬化症患者への接種はよほどの理由がない限り避けるのが望ましい.

参考文献

1) World Health Organization : WHO-recommended surveillance standard of yellow fever.
   https://www.who.int/immunization/monitoring_surveillance/burden/vpd/surveillance_type/passive/YF_standards/en/
2) World Health Organization : Yellow fever.
   https://www.who.int/en/news-room/fact-sheets/detail/yellow-fever
3) Camacho LA, Freire Mda S, Leal Mda L, et al : Immunogenicity of WHO-17D and Brazilian 17DD yellow fever vaccines : a randomized trial. Rev Saude Publica, 38 (5) : 671-678, 2004.
4) Belmusto-Worn VE, Sanchez JL, McCarthy K, et al : Randomized, double-blind, phase III, pivotal field trial of the comparative immunogenicity, safety, and tolerability of two yellow fever 17D vaccines (ARILVAX and YF-VAX) in healthy infants and children in Peru. Am J Trop Med Hyg, 72 (2) : 189-197, 2005.
5) Monath TP, Comparative safety and immunogenicity of two yellow fever 17D vaccines (ARILVAX and YF-VAX) in a phase III multicenter, double-blind clinical trial. Am J Trop Med Hyg, 66 (5), : 533-541, 2002.
6) Jonker EF, Visser LG, Roukens AH : Advances and controversies in yellow fever vaccination. Ther Adv Vaccines, 1 (4) : 144-152, 2013.
7) Gotuzzo E, Yactayo S, Córdova E : Efficacy and Duration of Immunity after Yellow Fever Vaccination : Systematic Review on the Need for a Booster Every 10 Years. Am J Trop Med Hyg, 89 (3) : 434-444, 2013.
8) Lindsey NP, Schroeder BA, Miller ER, et al : Adverse event reports following yellow fever vaccination. Vaccine, 26 (48) : 6077-6082, 2008.
9) Lindsey NP, Rabe, IB, Miller ER, et al : Adverse event reports following yellow fever vaccination, 2007-13. J Travel Med, 23 (5), 2016.
10) World Health Organization : Yellow fever vaccine and breastfeeding.
   https://www.who.int/vaccine_safety/committee/topics/yellow_fever/Jun_2010/en/
11) Barwick Eidex R : History of thymoma and yellow fever vaccination. The Lancet, 364 (9438) : 936, 2004.
12) Farez MF, Correale J : Yellow Fever Vaccination and Increased Relapse Rate in Travelers With Multiple Sclerosis. Arch Neuro, 68 (10) : 1267-1271, 2011.

（守屋章成）

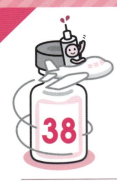

V章 ● 海外渡航時のワクチン

38 海外旅行・出張・赴任

 海外渡航者の増加

　近年，日本の海外渡航者は増加傾向にあり2018年は年間約1,890万人，海外からの訪日外国人は急増しており，2018年に3,000万人を超えた[1]．以前は，旅行会社のツアーなどで既存の観光地に行くことが多かったが，近年は冒険旅行や個人旅行，仕事のために家族と赴任，短期出張の繰り返しなど，渡航先や渡航形態が多様化している．そのため，渡航先で感染症に罹患したり，海外からの渡航者が感染症を国内に持ち込んだりするリスクが高くなっている．

　このような渡航に伴う健康のリスク管理は，欧米ではトラベルクリニックを受診することで相談・対応ができるが，日本はトラベルクリニックがまだ少ないため，かかりつけ医やプライマリ・ケア医，そして仕事での派遣の場合は産業医が対応することになる．最近は，海外渡航者の増加に伴い，日常的に受診している患者さんが海外旅行，海外赴任するという機会を経験しているかかりつけ医やプライマリ・ケア医が増えている．患者が受診した際，渡航に伴うリスクを見積もり，それを本人に伝え，適切なアドバイスができ，必要に応じてトラベルクリニックに紹介することが望まれる．

 海外渡航中の感染症のリスク

　海外渡航によってなんらかの健康問題が起こるのは，渡航者の半数以上と多く，発熱や下痢で受診する頻度は8％と高い[2]．一方，重篤な感染症に罹患するリスクは罹患率のみをみればそれほど高くない（図38-1）[3]．

　また，現地滞在期間が長いほうが短期間よりも一般的にはリスクが増えることが多いが，実際には2週間以内の渡航で，日本脳炎や狂犬病，腸チフスなどに罹患した報告があり，短期でも罹患するリスクはある．これらの感染症は，致死率や合併症率が高い．「短期間だから予防しなくてもよい」ということは決してない[4,5]．

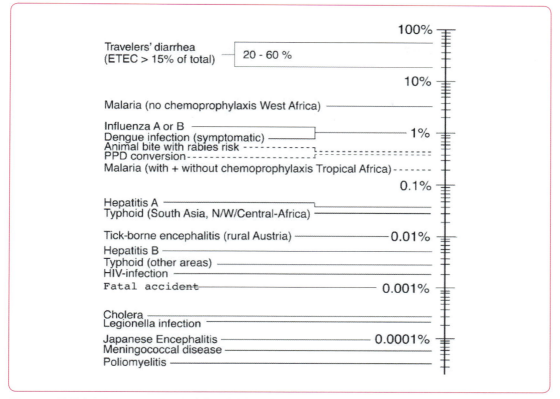

図 38-1　発展途上国に 1 ヵ月滞在する際の感染症罹患率　　　　　　　　　　　　　　　　（文献3）より）

　渡航医学の世界的権威のDr.Jay S.Keystoneが"Immunize according to risk, not according to country visited"と強調している通り，渡航者の渡航地だけをみるのではなく，渡航者が渡航先でさらされるリスクに応じて，ワクチンなどの予防策を適切に選ぶべきである．渡航先のリスクは，年齢，渡航先地，渡航目的，期間，滞在場所，飲食内容，虫への曝露，ワクチン接種歴，既往歴など問診して見積もる（**表38-1**）．

 ワクチンの原則

　ワクチンには，①定期接種（またはそれに準ずるものも含む），②渡航ワクチン，③入国に必要なワクチンがある．①定期接種は，小児期より定期接種するワクチンで，麻しんや風しんなど自分の感染予防と周囲への感染防止目的のワクチン．②渡航ワクチンは，A型肝炎，狂犬病など，日本では定期接種になっておらず，海外で流行しているかリスクがある疾患に対するワクチン．③入国に必要なワクチンは，入国時に接種記録がないと入国できないワクチン．たとえば，イスラムの巡礼であるハッジやオムラの時期にサウジアラビアに入国する際には，髄膜炎菌ACWYワクチンを接種していないと入国できない．黄熱やポリオは国際保健規則に則り，接種を必須としている国がある．接種と共に交付される予防接種国際証明

表38-1 渡航前チェックリスト

★チェックリスト★	■渡航前	■帰国後
渡航先 （できるだけ具体的に）	□アジア　□アフリカ　□南米大陸　□中東 □オセアニア　□北米大陸　□ヨーロッパ	
虫への曝露（の可能性）	□蚊　□ダニ　□他	
渡航目的	□バックパック　□冒険・探検　□ホームステイ □観光　□商用	
渡航期間	□1ヵ月以内　□1～3ヵ月　□3ヵ月以上	
帰国してからの期間		
宿泊場所	□現地の人の家　□B&B　□テント　□ホテル	
主な飲食内容	□現地家庭　□屋台　□ホテル □水道水　□氷　□生野菜・果物	
ワクチン接種歴	□小児期ワクチン接種歴 □他のワクチン接種歴	
発症した日付と症状		

（中山久仁子，千葉 大，守屋章成，菅長麗依 作成）

表38-2 渡航に関するウェブサイト

厚生労働省　FORTH	https://www.forth.go.jp/index.html
外務省　世界の医療事情	https://www.mofa.go.jp/mofaj/toko/medi/index.html
CDC　Traveler`s health	https://wwwnc.cdc.gov/travel/destinations/list
NHS　fitfortravel	https://www.fitfortravel.nhs.uk/home
横浜市衛生研究所　各国の予防接種	https://www.city.yokohama.lg.jp/kurashi/kenko-iryo/eiken/kansen-center/shikkan/kakkoku/

書を提示しなければ入国・入境が拒否されるため，渡航先や経由ルートなどの詳細な確認が必須である．これらの必要なワクチンについては，厚生労働省検疫所のFORTHのサイト[6]を参照されたい．

 ## ワクチンの選択

　渡航前にワクチンを選択する場合，まず，過去のワクチン接種履歴を確認する．小児期に必要な定期接種が終了していない場合は，定期接種を完遂する．とくに麻しん，風しんは全世界どこに行く場合にも，過去の合計2回の接種歴または確実な罹患歴を必ず確認する．海外渡航は，成人において過去に打ち損じた定期接種をキャッチアップする数少ない貴重な機会である．

　次に渡航先によって必要なワクチンを確認選択する．渡航先だけでワクチンを決定しないことは先ほどから述べているが，ワクチンで予防できる疾患は渡航先のエリアでおおむね共通であることから渡航先別に必要なワクチンを確認することが必要となる．p.156の表や，渡航地によって必要なワクチンを検索できるサイトがある（表38-2）．

38 海外旅行・出張・赴任

> ワクチンの選択方法
> ①定期接種を完遂する．過去に打ち損じた定期接種を補完する
> ②渡航地に必要なワクチンを確認する
> ③②と現地での活動内容を考慮したワクチンを選定する

さらに，渡航者の現地での具体的な活動によるリスクに対してワクチンの選定を考慮する．これについては以下に述べる．

渡航者の現地での具体的な活動によるリスク

太字はワクチンで予防できる疾患であるため，以下の活動に当てはまる活動を予定しているときは，出国前に必要なワクチン接種を終了する．

1 » 親族・知人宅訪問（visiting friends and relatives：VFR）

現地住人と同様の食生活による経口感染（**A型肝炎**/E型肝炎，**腸チフス**，旅行者下痢症，**コレラ**），自然免疫が高い現地人を真似た不徹底な虫除け（マラリア，デング熱，ジカウイルス感染症，チクングニア，**日本脳炎**，その他虫媒介感染症），ペットや家畜，野生動物との濃厚接触や咬傷（**狂犬病**，**破傷風**，野兎病，ブルセラ症，中東呼吸器症候群（middle east respiratory syndrome：MERS）など），家屋内や付近に生息するネズミなど齧歯類の糞尿接触や咬傷（ペスト，ラッサ熱，レプトスピラなど）など．さらには，飼育している家禽との濃厚接触による鳥インフルエンザもまれながらありうる．

「現地人と同じ生活スタイル＝同じ感染リスクにさらされる」という理解が肝要である．感染予防方法として，水は煮沸してあるかペットボトルの栓の空いていないものを飲む．蚊が媒介する感染症予防には虫よけの塗布や服の着用，夜間は蚊帳を使用する．ペットや動物には容易に近づかないことも予防になる．

2 » 観光旅行

非日常による開放感から，種々のリスク行動を取りやすい．露出部位の多い服装による蚊・マダニ・虫刺症（マラリア，デング熱，ジカウイルス感染症，チクングニア，**日本脳炎**，その他虫媒介感染症）や動物咬傷（**狂犬病**，**破傷風**），屋台食やカットフルーツなどの汚染飲食物の喫食（**A型肝炎**/E型肝炎，**腸チフス**，旅行者下痢症），自然水での水浴（住血吸虫），奔放な性行動（**B型肝炎**，HIV，その他 sexually transmitted infection：STI 全般），外傷・交通事故（**破傷風**）などなど，ワクチンのみならず，リスク行動を回避する指導も必須である．

3 » マスギャザリング

オリンピックやワールドカップなどのスポーツの国際大会や，ボーイスカウトのジャンボ

193

V章 ● 海外渡航時のワクチン

リーなど，大勢の人が集まる場合，おもに飛沫感染や空気感染で感染する病原体が問題となる（**麻しん**，**水痘**，**インフルエンザ**，**百日咳**，**風しん**，**流行性耳下腺炎**，**ジフテリア**，**髄膜炎菌**）．さらに医療従事者や大会関係者に食品を提供する場合は**A型肝炎**，医療従事者は**B型肝炎**をワクチンで予防する．

4》 留　学

留学の受け入れ先から留学生に対して，渡航前に実施した健康診断とワクチン接種証明を求めることがほとんどである．指示の内容は，国，州，学校によって異なるため，事前に確認して，留学先の指示通りのワクチン接種を完了することが必要である．先方からの書式がない場合は，英文の予防接種証明書を作成する（p.196参照）．

5》 ビジネスなどでの短期出張

業務上やむを得ない非衛生地域での活動（**狂犬病**，各種の虫媒介感染症，住血吸虫），業務や移動に伴う外傷（**破傷風**），現地住人の家庭などに招かれての飲食（**A型肝炎**/E型肝炎，**腸チフス**，旅行者下痢症），など．現地企業が"接待"として提供した性風俗店で急性**B型肝炎**に罹患した症例も実際にある．性風俗利用は，HIVその他のSTIリスクも非常に高い危険な行動であるため，あらかじめリスクを伝え，回避するよう指導が必須である．

6》 長期赴任・短期出張の繰り返し

短期出張を繰り返して年に数ヵ月以上海外に滞在している場合も長期とみなす．現地の生活に慣れると，ついリスクを忘れてしまいがちである．**1》**VFRの場合と同様に，出国前にワクチン接種を完遂し，現地の生活に慣れても感染予防対策の継続が必要である．

具体的には，経口感染（**A型肝炎**/E型肝炎，**腸チフス**，**コレラ**），蚊などの虫が媒介する感染（マラリア，デング熱，ジカ，チクングニア，**日本脳炎**，その他虫媒介感染症），外傷（**破傷風**），ペットや家畜，野生動物との濃厚接触や咬傷（**狂犬病**，**破傷風**，野兎病，ブルセラ症，MERSなど），家屋内や付近に生息するネズミなど齧歯類の糞尿接触や咬傷（ペスト，ラッサ熱，レプトスピラなど），自然水での水浴（住血吸虫），性行動（**B型肝炎**，HIV，その他STI全般）などがリスクとなる．

また，長期赴任では，家族が帯同することも多い．大人も子どもも定期接種，現地に合わせたワクチン，活動に合わせたワクチンを選択して接種を完了させる．とくに子どもが現地の学校や保育園に通う場合は，留学と同様にワクチン接種や健診を入園・入学前に求められることがある．事前に保護者に現地の情報を確認していただき，情報をもとに必要なワクチン接種や健診を行ってから出国させる．

企業からの出張，赴任の場合，渡航前相談において，派遣元企業が推奨していない・費用負担しないことを理由にワクチン接種や蚊帳使用を渡航者が忌避することも少なくない．接種費用として，3つのパターンがある．①すべて企業負担，②社内で決められた一部のワ

クチンのみ企業負担，残りは社員の自己負担，③すべて社員の自己負担．

　渡航に理想的に必要なワクチンをすべて接種すると数万～十数万円かかる．しかし費用が掛かるためにワクチン接種を控え，その結果，罹患してしまったら，それは企業にとっても本人にとっても大きな負担となる．とくに，小児期に打ち損じた定期接種ワクチンへの企業の費用負担がない場合が散見されるため，すべてを企業負担にするように関係企業への啓発も重要である．

7 » 人道支援，国際保健活動

　発展途上国，医療資源の乏しい地域での医療活動，難民キャンプ，災害現場，紛争地域などでの活動は，最も健康リスクの高い活動である．

　外傷(**破傷風**)，野生動物との接触(**狂犬病**，レプトスピラ，野兎病，ペストなど)，衛生状態が低下した人口密度の高い集団特有の感染症(**麻しん**，**風しん**，**水痘**，**コレラ**，**ポリオ**，**百日咳**，**ジフテリア**，**結核**，**インフルエンザ**，**B型肝炎**など)，虫媒介感染症(マラリア，ダニ媒介性脳炎，その他)の予防が必要である．

参考文献

1) 日本政府観光局(JNTO)．
   https://www.jnto.go.jp/jpn/statistics/visitor_trends/
2) Steffen R, Rickenbach M, Wilhem U, et al：Health problems after travel to developing countries. J Infect Dis, 156 (1)：84-91, 1987.
3) Steffen R, Amitirigala I, Mutsch M：Health risks among travelers —need for regular updates. J Travel Med, 15 (3)：145-146, 2008.
4) Werlinrud AM, Christiansen CB, Koch A：Japanese encephalitis in a Danish short-term traveler to Cambodia. J Travel Med, 18 (6)：411-413, 2011.
5) Cobelens FG, Kooij S, Warris-Versteegen A, et al：Typhoid fever in group travelers：opportunity for studying vaccine efficacy. J Travel Med, 7 (1)：19-24, 2000.
6) 厚生労働省検疫所：FORTH．
   https://www.forth.go.jp/useful/yellowfever.html

〈中山久仁子〉

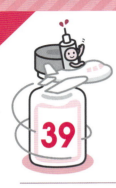

V章 ● 海外渡航時のワクチン

39 予防接種証明書の書き方（英文）

はじめに

　渡航（赴任）や旅行の際に，英文の予防接種証明書が必要な場合がある．接種した記録がないと接種を証明するものがなく，未接種とみなされてしまうこともある．とくに小児は，現地の予防接種の種類と回数が日本と異なることが多く，現地の学校に入学するために予防接種をしたことの証明書の提出を求められることも多い．

 証明書の構成要素

証明書に記載する内容は以下の通りである（図39-1）．

---
1) レターヘッド
2) タイトル
3) 日付
4) 内容
5) 医療機関（自院）の連絡先
6) 医師の**自筆の署名**：必須（印鑑は使用しない），加えて，医師の自筆の署名の近くに医師の氏名をワードで記載してもよい

　上記をA4用紙に，必ずMicrosoft Wordなどのワープロで印刷する．

1 » レターヘッド

　通常，レターヘッドがない証明書は，信頼されないため必ずレターヘッドをつける．印刷業者に発注したレターヘッド便箋が望ましいが，Microsoft Wordなどの「ヘッダ」で編集して作成してもよい．医療機関のロゴマークがあれば挿入し，医療機関の住所，電話番号などの情報も記載してもよい．

39 予防接種証明書の書き方（英文）

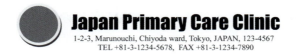

Immunization Record

Date of issue: 01 / Jan. / 2020

Name   Sex   Age   **y.o.**

Address

Date of birth

Immunization date

BCG	24/06/2005 AB000			
Diphtheria, Pertussis and Tetanus (DTP)	26/07/2005 AB000	18/08/2005 AB000	10/09/2005 AB000	30/09/2006 AB000
Diphtheria and Tetanus (DT)	27/03/2017 AB000			
Polio (OPV)	14/11/2005 AB000	26/12/2005 AB000		
MR (Measles and Rubella)	17/06/2006 AB000	03/06/2010 AB000		
Japanese encephalitis	24/07/2008 AB000	25/08/2008 AB000	01/09/2009 AB000	01/12/2014 AB000
Varicella	15/07/2006 AB000	20/05/2007 AB000		
Mumps	19/08/2006 AB000	22/12/2006 AB000		

In case of medical emergency, please contact_____ M.D. via E-mail or FAX in type-written English.
    E-MAIL   aaa@bbb.com
    FAX   +81-3-1234-7890
Your message will be transferred to the patient's immediate family or company with proper Japanese translation within 24 hrs.

I hereby certify that the information above is true and accurate.

_____, M.D.

図 39-1　予防接種証明書（例）

2 » タイトル

何に関する文書なのか明確にするため「Immunization Record」と記載する．海外へ渡航する場合には，予防接種証明書以外にも必要な英文証明書がある．診断書「Medical Certificate」，薬剤携行証明書「Medicine Certificate」，健康診断結果「Health certificate」など，それぞれに目的に合ったタイトルを記載する．

3 » 日　付

文書作成日を書類の右上に記載する．日付は，記載順の異なる2種類の書き方がある．

> アメリカ式　「月　日，西暦年」
>
> その他　　　「日　月，西暦年」

どちらの記載方法で記入されているかをわかるように，月を英語名で書く．

> 例：アメリカ式　June 13, 2015
>
> 　　その他　　　13 June, 2015

4 » 内　容

ⅰ 本人情報

氏名，住所，生年月日，年齢を記載する．

> 氏名：「名」「性」の順で書くことが多い
>
> 住所：住所記載の順番は，日本の住所とは記載する順序が異なる．
>
> 　　　　番地→地域名→市区町村名→都道府県名→JAPAN
>
> 生年月日：前述の通りに，月を英語名で書く．
>
> 年齢：歳を year old を略して y.o. と書く．　例：19歳＝19 y.o.

ⅱ ワクチン接種歴

ワクチンの種類の名前，メーカー名，接種日，ロット番号，接種回数を記載する．未接種の部分は due date と記載して，接種予定日を書いておく．

ⅲ 最後の文章

書類の最後に「上記の記載は正しい情報である」という趣旨の文章を入れる．

例：I hereby certify that the information above is true and accurate.

5 » 医療機関（自院）の連絡先

書類の内容について，先方から問い合わせができるように医療機関の連絡先（住所，電話番号，FAX番号，E-mail）を記載する．

なお，レターヘッドにある内容は省略できる．

> **i 住所**
>
> 　住所記載の順番は，日本の住所とは記載する順序が異なる．
>
> 　　　　番地→地域名→市町村名→県名→JAPAN
>
> **ii 電話番号・FAX番号**
>
> 　日本の国番号は「＋81」である．「＋81」に続いて，市外局番の冒頭「0」を除いて書く．
>
> 　例：　03-6xxx-8xxx　　→　　＋81-3-6xxx-8xxx
>
> 　　　　090-6xxx-8xxx　　→　　＋81-90-6xxx-8xxx

6 » 署　名

証明書の最後には，必ず医師の**署名を手書きで書く（自筆署名）**．自筆署名は英語でも日本語でもよい．印鑑は不要．医師の自筆の署名の近くに医師のローマ字の氏名をワードで記載してもよい．これは署名が読みにくい場合に役立つが，必ずしもなくてはならないものではない．筆跡そのものが個人認証となるため，医師の自筆署名は忘れないように，必ず手書きで書く．これがないと証明書として認められないため注意が必要である．

Ⓑ 国際予防接種証明書（図39-2）

国際予防接種証明書（international certificate of vaccination or prophylaxis：ICVP）は，WHO（世界保健機関）の基準に沿う　検疫伝染病の予防接種を受けたことを証明する小冊子で，通常書類に黄色の紙が用いられている[1]．

予防接種を行うたびに，予防接種を行った医師が氏名・生年月日・性別・接種日・接種内容・製造番号・今後の接種予定などを記入して署名する．

黄熱ワクチン接種後に発行される予防接種証明書（イエローカード）は，国際保健規則に基づき発行されるもので，同じ黄色をしている．黄熱以外の疾患に対する予防接種の接種証明を兼ねた冊子（前述の国際予防接種証明書）に黄熱の接種記録を記入している場合もある．

現在，入国時に接種証明を要求されるのは黄熱のみで，アフリカおよび中南米の特定地域は黄熱病の流行地域となっており，黄熱の接種歴が記載された証明書（イエローカード）を提示する必要があるため，渡航前に要求国であるかの確認が必要である[2]．

V章 ● 海外渡航時のワクチン

4

INTERNATIONAL CERTIFICATE* OF VACCINATION OR PROPHYLAXIS

This is to certify that [name] ....

date of birth ....sex ....

nationality ....

national identification document, if applicable ....

whose signature follows ....

has on the date indicated been vaccinated or received prophylaxis against: (name of disease or condition)

....

in accordance with the International Health Regulations.

Vaccine or prophylaxis Vaccin ou agent prophylactique	Date Date	Signature and professional status of supervising clinician Signature et titre du clinicien responsable	Manufacturer and batch no. of vaccine or prophylaxis Fabricant du vaccin ou de l'agent prophylactique et numéro du lot	Certificate valid from: until: Certificat valable à partir du : jusqu'au :	Official stamp of the administering centre Cachet officiel du centre habilité
1.					
2.					
3.					

* Requirements for validity of certificate on page 2.

5

CERTIFICAT* INTERNATIONAL DE VACCINATION OU DE PROPHYLAXIE

Nous certifions que [nom] ....

né(e) le ....de sexe ....

et de nationalité ....

document d'identification national, le cas échéant ....

dont la signature suit ....

a été vacciné(e) ou a reçu des agents prophylactiques à la date indiquée contre: (nom de la maladie ou de l'affection)

....

conformément au Règlement sanitaire international.

* Voir les conditions de validité à la page 3.

8

OTHER VACCINATIONS / AUTRES VACCINATIONS

9

Disease targeted Maladie visée	Date Date	Manufacturer, brand name and batch no. of vaccine Fabricant du vaccin, marque, et numéro du lot	Next booster (date): Prochain rappel (date):	Official stamp and signature Cachet officiel et signature

図39-2　国際予防接種証明書　　　　　　　　　　（文献1）より）

参考文献

1) World Health Organization：International certificate of vaccination or prophylaxis.
   https://www.who.int/ihr/ports_airports/icvp/en/
2) 厚生労働省検疫所 FORTH：黄熱について．
   https://www.forth.go.jp/useful/yellowfever.html#world_list
3) 篠塚 規（著）：実例による英文診断書・医療書類の書き方．メジカルビュー社, 東京, 2011．

（中山久仁子）

索 引

英 語

A型肝炎	18，69
A型肝炎ワクチン	70，148
A類疾病	41
BCG	96
breakthrough varicella	60
B型肝炎	19，73，150
B型肝炎ワクチン	75，147
B類疾病	41
CRS (congenital rubella syndrome)	52，134
DPT	80，83，154
DPT-IPV	80，83，91
DT	154
Dukoral®	183，184
Encepur®	176
EnceVir®	176
Euvichol®	184
FSME-IMMUN®	176
Gardasil9®	107
HBs抗原	73
Hibワクチン	95，149
HIV感染症	143
HPV (human papillomavirus)	104
HPVワクチン	104
——による副反応・有害事象	108
IMD (invasive meningococcal disease)	112
MMRワクチン	7，65
mORCVAX	184
MRワクチン	7，49，52，148
PCV13	119，146
PHN (postherpetic neuralgia)	128
PMDA (Pharmaceuticals and Medical Devices Agency)	35
PPSV23	119，146
R_0 (基本再生産数)	13，14
Ramsay-Hunt症候群	60
R (再生産数)	13
Shanchol®	184
Shingrix®	129

TBE-Moscow®	176
Tdap	101
Typbar-TCV®	180
TYPHERIX®	180
Typhim Vi®	180
Vaxchora®	184
VFR (visiting friends and relatives)	161，193
Vivotif®	180
VPD (vaccine preventable disease)	6
ZOSTAVAX®	129

あ

悪性腫瘍	142
アナフィラキシーショック	26
アルコール依存症	146
イエローカード	187，199
医薬品副作用被害救済制度	38
医療関係者のためのワクチン	150
インフルエンザ	14，122，137，153
インフルエンザ菌 b型(Hib)ワクチン	95，149
インフルエンザワクチン	118，123，147
打ち損じ	95
液性免疫	13
黄熱	185
黄熱予防接種国際証明書（イエローカード）	187，199
黄熱ワクチン	187
おたふくかぜ	64，151

か

ガーダシル®	107
海外で小児期を過ごした成人に対するワクチン	100
海外渡航	190
化学療法	142
観光旅行	193
感受性者	13
感染者	13
感染症流行	13

基本再生産数 (R$_0$)	13，14	接種記録	28
キャッチアップ接種	95	接種後の注意点	26
救済給付	37	接種準備	24
救済制度	32	接種日	29
——の違い	37	接種方法	24
狂犬病	166	——，痛くない	26
記録の残し方	28	接種歴	97
筋肉注射	24	先天性風しん症候群	52，134
結核	15，96	臓器移植後	143
健康被害救済制度	37		
抗体価	17		

た

——，発症予防に必要とされる	19	帯状疱疹	59，128，148
抗体検査	16	——後神経痛	128
国際保健活動	195	帯状疱疹ワクチン	129
国際予防接種証明書	199	ダニ媒介性脳炎	173
個人免疫	12	短期出張	194
コプリック斑	46	注射器	24
コルチコステロイド投与	143	長期赴任	194
コレラ	182	腸チフス	178
		定期接種	35，37，41
		糖尿病	146

さ

		トキソイドワクチン	22
サーバリックス®	107	毒性	14
再生産数 (R)	13	渡航ワクチン	156
細胞性免疫	13	トラベラーズワクチン	156
サブユニットワクチン	22	トラベルクリニック	156
三種混合 (DPT) ワクチン	7，80，83，154	——との連携のタイミング	160
集団免疫	2，12		
——率	14		

な

出張	194	生ワクチン	13，21
出入国で要求されるワクチン	161	二種混合 (DT) ワクチン	154
侵襲性髄膜炎菌感染症	112	日本脳炎	86
人道支援	195	日本脳炎ワクチン	87
水痘	18，59，128，137，148，151	任意接種	35，38，43
水痘ワクチン	60，129	妊娠可能な女性に推奨するワクチン	134
髄膜炎	112，153	妊婦に推奨するワクチン	134
髄膜炎菌ワクチン	113，149		
スプリットワクチン	124		
生物由来製品感染等被害救済制度	38		

は

肺炎球菌ワクチン	117，145
賠償責任	38
破傷風	82，153
破傷風トキソイドワクチン	83
破傷風ワクチンの変遷	7
発症率	14
針	24
パンデミック	122
ビームゲン®	75
皮下注射	25
百日咳	78，137，154
病原性	14
風しん	17，51，135，151
―― における抗体価基準	17
風しんワクチンの変遷	8
不活化ワクチン	13，21
副作用	32
副反応	26，32
ヘプタバックス®-Ⅱ	75
報告基準	35
報告方法	37
放射線療法	142
ポリオ	90
ポリオワクチン	23，91

ま

麻しん	17，46，136，151
―― における抗体価基準	17
麻しんワクチンの変遷	7
マスギャザリング	193
慢性肝疾患	146
慢性呼吸器疾患	146
慢性疾患で推奨されるワクチン	145
慢性心不全	146
慢性腎不全	146
未承認ワクチン	163

無脾症	143
ムンプス	18，64，137
ムンプスワクチン	65
免疫チェックポイント阻害薬	142
免疫不全へのワクチン	141
免疫保有者	13

や

有害事象	32
輸入ワクチン	163
予防接種	2，39
―― ガイドライン	43
―― 健康被害救済制度	37
―― 後副反応疑い報告制度	34
―― 証明書	196
―― の制度と法令	39
―― の目的	2
―― 法	40
四種混合（DPT-IPV）ワクチン	80，83，91

ら

ラビピュール	168
罹患歴	97
留学	194
ルーチンワクチン	99
ロタテック®	95
ロタリックス	95

わ

ワクチン	2
―― スケジュール	6，10
―― の各国語訳	101
―― の効果	12
―― の種類	21

中山久仁子（なかやま くにこ）

医療法人メファ仁愛会 マイファミリークリニック蒲郡 理事長・院長　（http://www.jin-i.com/）
藤田医科大学医学部 卒業．東京大学大学院医学系研究科 内科学専攻 生体防御感染症学博士課程，ロンドン大学大学院にて国際保健と熱帯医学修士（MSc TMIH, DTM&H）課程修了．淀川キリスト教病院，聖路加国際病院，東京大学医学部附属病院 感染症内科，マラウィ共和国 Lilongwe Central Hospital 内科勤務．Royal London Hospital for Integrated Medicine で代替医療を学び，家庭医療研修（亀田ファミリークリニック館山，CFMD東海）を経て，2011年から現職．感染症専門医，家庭医療専門医．予防接種推進専門協議会委員，日本プライマリ・ケア連合学会予防医療健康増進委員会ワクチンチームリーダー．

おとなのワクチン

2019 年 12 月 5 日　1 版 1 刷　　　　　　　　　　©2019

編　者
中山久仁子
なかやま　く　に　こ

発行者
株式会社 南山堂　代表者 鈴木幹太
〒113-0034　東京都文京区湯島 4-1-11
TEL 代表 03-5689-7850　www.nanzando.com

ISBN 978-4-525-18811-5　　定価（本体 3,500 円＋税）

JCOPY ＜出版者著作権管理機構 委託出版物＞
複製を行う場合はそのつど事前に（一社）出版者著作権管理機構（電話03-5244-5088，FAX 03-5244-5089, e-mail: info@jcopy.or.jp）の許諾を得るようお願いいたします．

本書の内容を無断で複製することは，著作権法上での例外を除き禁じられています．また，代行業者等の第三者に依頼してスキャニング，デジタルデータ化を行うことは認められておりません．